福建民国时期中医学校教材丛刊

——厦门国医专门学校卷·第二册

总 主 编　李灿东　苏友新
执行主编　陈　莘　王尊旺　陈建群

全国百佳图书出版单位
中国中医药出版社
·北　京·

本册目录

中西脈學講義

上海棋盤街
文瑞樓印行

上

《中西脉学讲义》引言

《中西脉学讲义》为私立厦门国医专门学校教材之一，吴瑞甫撰，成书于1920年，分上下两卷，书前有苏万灵序及吴氏自序。吴瑞甫先生因“习西医者至鄙中医诊法”，又“国家不重其事至无学识之医生多滥竽充数”，故依生平所阅之脉书，如李梴《人门脉诀》、李时珍《四言脉诀》等，又以西法脉书互相参证，凡越两寒暑而成此书，欲使世人相信“至于脉法则中医实远胜西医”。该书卷上为脉学概论，共31个篇章，阐述“心为脉之原”“三部九候”“寸关尺分配脏腑”等脉学基础理论，以及“审脉元机”“诊外感内伤法”“浮沉表里辨”等诊脉方法，并介绍了近代西医心脏与血管的生理学知识，结合中国传统脉学理论加以解释，部分篇章附吴氏临床体会。卷下为各论，共28个篇章，分别阐述数、迟、浮、沉等三十种脉象及其主病。本书以1922年上海文瑞楼石印本为底本影印。

闔同安吴錫璜著

中西脈學講義

鈕君宜署

上海
文瑞
樓印

序

昔黃帝生而神靈。其於脈法。猶曰若窺深淵而迎浮雲。乃知脈學之不易也。六朝高陽生剽竊晉太醫令王叔和。撮其切要。撰為脈訣。朱文公以其詞最淺陋詆之。元戴同父又刊其誤。是書信者殊少。於是李瀕湖李梴諸脈訣。遂盛行於世。余友吳黼堂先生初習醫時。亦宗二書。厥後瀏覽古今諸醫說。博考東西各方書。恍然於脈學一道。僅讀二書。猶未足以盡其妙。是必薈萃中外諸名言。參以生平所閱歷。庶幾有以得脈之真際。先生以諸脈書多非善本。乃取明清以來。各方籍擇其精切有據。足徵實用者。參諸西說。以會其通。舉凡常法變法。新久病法。及察脈各玄機。大率皆舊訣所未見及之作。書成。名之曰中西脈學講義。不謂脈訣而謂脈學。因近世各省醫學校。以次成立。將與新醫校講新脈學也。此書一出。脈學必有定論。不致如前之家自為說。其有裨於我國醫學之前途。豈淺鮮哉。是以為之序。

民國九年十二月　蘇萬靈式經氏拜序

中西脈學講義序言

余家自明至今。世代皆以醫名。而家中所藏之書。僅數百卷。十餘歲時奉先嚴鈞谷公之訓。謂醫為世業。宜勤勤勉勉。以從事乎此。遂謹誌之不敢忘。故雖習舉子業。而所至之處。輒購醫書。久之而積書頗富。又以近數十年來。西人醫學日精。凡有譯本。一經採訪。見之恨晚。每得書。竭晝夜之力。必求得其所以然之故而後已。是後乃悟西人醫術。非從事實習不為功。於是復與諸習西醫者友。十年前蘇君為余言西人近有脈波計。以測脈頗精。余因令試驗之。不過能檢疾徐。及有力無力。雖其曲線分別頗清。而診脈之要。固不在此也。

二十年前、余得西書讀之。謂動脈只通心。如何有寸關尺。如何有心肝腎肺脾命。且脈只一條血管耳。如何分別名目如此之多。意謂凡脈書欺人之語。皆不足信也。幸十餘歲時。有讀李梴入門脈訣。及李時珍四言脈訣。以之測病。殊多脗合。方悟脈者血脈也。血行周身。無處不到。故脈以之診周身之病。亦無處不到。予於是不敢指脈訣之非。

我國醫者診病。不能如西人打診、聽診、試尿試血之詳。僅恃診脈聞聲察色。故細心分別處。亦不得不求精。且開國最古。人種最多。故經驗亦最富。自漢至今。各家脈書。均有異同。非憑虛構造。乃由經驗來也。診脈之法。亦古疏今密。綜各家脈論而集其成。方悟前此通行之脈訣。猶非善本也。郭元峰脈如。多言常變。張路玉脈法。多本傷寒。視舊訣精密。尤過之。周潛初更綜古今脈書七八十種。而為脈學四種。尤為博大昌明。予本生平所閱歷者。精心抉擇。又以西法脈書。互相參證。凡閱兩寒暑。始成是書。於微妙中益參微妙。於精緻中更求精緻。其視舊訣細切與否。實驗與否。讀者自能言之。不待予之多贅也。

習西醫者。至鄙中醫診法。為野蠻未開時代。且沉滯於宗教之一境。此予所不服也。我國醫學。由國家不重其事。至無學識之醫生。多濫竽充數。識者憾之。若自古至今之醫說。以西醫學說證之。亦多符合。嘗有彼所謂應剖割者。用中醫藥屢見靈效。安在其必勝於中醫耶。至於脈法。則中醫實遠勝西醫。學西醫學者試取此書讀之。當能信余言之不謬矣。

民國九年十一月𧃍堂吳錫璜序於厦門之四春醫院

中西脈學講義卷上

長　短　緊　散

弱　濡　芤　微

動　伏　牢　革

結　促　代　喘躁駛

中西脈學講義卷上

同安吳錫璜黼堂著

心為脈之原

脈之源出於心。內經云：心在體為脈。又曰：心之合脈也，其榮色也。足見脈為血脈，與心之運血相應。西醫哈士烈云：心為運血之經，周身血脈，皆於此發源會歸。試以心體脈管運血之勢察之，其擁動之象，常可摩覺。此擁動乃由心房逼血行於周身，心房一開闔，而血管之動脈應之。此跳動起點之區，我國名之曰虛里穴，在胸前之左第五六條肋骨中，起落不已。以指按之，跳動頻頻，此即心房縮縱發血之勢也。當一起之時，見其心尖撞擊心外衣，即為下房發力，而當一落之後，始則心肌放縱，心尖往上擊之，隨更見其上下亦微脹，此則大脈管與血脹溢之證也。心房在內一縮一縱，即胸前在外一起一落，而手腕之動脈管，隨與心之起落相應。脈書所

謂一呼一吸脈來四至者即心房之一縱一縮為之也我國脈書精微者不少獨於脈之來源曾未言及無怪學醫者之莫識旨歸也

脈應於心何以能診周身之病

脈者血脈也血脈循環根於心臟故西醫診脈大抵以候心臟之病為多而我國脈法獨以候十二經絡於理似不可通不思人之氣血無處不到故周身之病亦時常發見於指下之中前此西醫每以我國診法為非今則謂與心臟或全身病相關密切蓋即脈之搏動變化而知之也以脈之形狀勘之凡失血脈芤亡陰脈革遺精白濁其脈多結芤動際與夫心熱脈洪肺病脈濇胃熱脈數肝膽病脈弦之類大率有是證即見是脈西醫每以我國診脈為不可憑此皆未識脈法精微之奧也夫人身氣血而已氣之所至血即至焉血液循環由心臟入於血管血管分動脈靜脈毛細管動脈即經也靜脈即絡也毛細管即孫絡也動脈以受來自心臟之血液而輸送於毛細管靜脈即以集毛細管之血液而還之於心極之至

細至微。目力所不能見之毛細管。而血亦灌注之。脈原於心。而十二經絡之血液。仍還注於心。以輪送於動脈。如環無端。循行不已。脈所以能診周身之病也。觀此而內經所云心為一身之主。其義從可釋矣。

三部九候

三部者寸關尺也。九候者浮中沉也。此說本於難經。以寸關尺三部。每部有浮中沉三候。三而三之。故曰九候。脈訣刊誤云。浮以候府。沉以候藏。中以候胃氣。又有謂浮候經。中候府。沉候藏者。皆不必拘。大概寸關尺候身之上中下。浮中沉候經絡藏府之表裏。而上下去來。候陰陽血氣之升降噓吸者也。此說最精最微。亦最有實驗。自漢以下之名醫皆主之。

寸關尺分配臟腑

脈只一條血管耳。而以三部分配臟腑。於義難通。從前西醫駁詰。不為無見。然以我國舊法診之。每多切實有據。璜幼讀西醫書。亦甚攻詰寸關尺分配臟腑之非。比後臨症日多。經驗日富。如寸浮大知其膈間不快。右關濡弱無力。知其胃痛吐水。左關浮弦而耗。知其脾必腫大。兩尺浮沈有力。知其腸有積糞。大概本此診斷。往往獲中。故知以寸關尺候病者。乃古聖賢探造化之精。始能言之。非末學識淺所能悟。亦非僅解剖死質者所能通其奧妙也。故舊訣雖非盡確切不移。雖不免歧途錯出。仍存之以備參考。蓋病變無常。必須活法變通。乃有濟耳。拙評三因方脈法頗有發揮。宜參閱之。

内經分配臟腑

左寸 外候心 內候膻中　左關 外候肝 內候鬲　左尺 外候腎 內候腹

右寸 外候肺 內候胸中　右關 外候胃 內候脾　右尺 外候腎 內候腹

王叔和分配藏府

左寸 心 小腸　左關 肝 肥　左尺 腎 膀胱　右寸 肺 大腸　右關 脾 胃　右尺 命門 三焦

李瀕湖分配藏府

左寸 心 膻中　左關 肝 膽　左尺 腎 膀胱　右寸 肺 胸中　右關 脾 胃　右尺 腎 大腸

以上分配臟腑。雖有稍異。而大旨可通。蓋不外寸以候上。關以候中。尺以候下之法。周澂之曰。兩尺以形之虛實候腎水。以勢之盛衰候命火。此至精至確。聖人復起而不易者也。說亦切當。今存之。

佈指

欲診三部。先以中指揣得高骨。名曰關上。旣得高骨。微微抬起中指。以食指於高骨之前取寸口。脈診寸口畢。則微微抬起食指。再下中指取關上脈。診關上畢。復微微抬起中指。又下無名指於高骨之後取尺中脈。診候之時。不可正對患人。要隨左右偏向兩旁。愼容止。調鼻息。專念慮。然後徐徐診視。若乖張失次。則非法矣。

察病之後。先單按以知各經隱曲。次總按以決虛實死生。然脈有單按浮總按沈者。有總按浮單按沈者。遲數亦然。要之審決虛實。惟總按可憑。況脈不單生。必曰沈而緊。遲而細。浮而弦之類。其大綱不出浮沈遲數滑濇大緩八字。而其類均可推矣。

平臂

病者側卧。則在下之臂被壓。而脈不能行。若覆其手。則腕扭而脈行不利。若仾其手。則血下注而脈滯。若舉其手。則氣上竄而脈馳。若身覆則氣壓而脈困。若身動則氣擾而脈怯。故病輕者宜正坐直腕仰掌。病重者宜正卧直腕仰掌。乃可診脈。

至數

健康之人。其脈之至數。大約每分鐘平均凡七十或至七十六至。而每隨所因而有差異之點。試列表如左

(一)年齡　初生嬰兒。其脈搏之數。甚不一定。醒時一分鐘約百四十至。睡時則為九十至一百至。十歲時。尚達至九十至。必十四五歲方與成人無異。其至數如上。七十至七十六之額。在健全者均無甚差異。追衰老至六十歲時。乃復加。大約有八十至。而全健康之老者。脈數常少。平均不逾六十至者往往見之。

（二）男女　女子脈之至數。常較同年男子稍多。
（三）身長　身長增加時。其脈之至數。每覺減少。
（四）時期　脈之至數。亦如體之隨定期而變動。日中數增。入夜減少。在日晡時達最大數。早晨則降至最少數。
（五）飲食　食頃與飽食後。或攝取熱物之飲食時。此期間脈搏必增加。而不食時則減少。
（六）筋作用　身體運動。則周身熱度奮發。常使脈至數增加。視尋常增至一倍。亦有僅變位置。平卧時脈數則少。端坐起立則增加。重病恢復期之病人。受影響尤著。僅使牀上起坐。每見脈著明增進。故欲就切脈以候其至數。仍以仰卧之位置為最宜。
（七）精神興奮　尋常之脈數。每緣精神興奮而增加。神經系感覺過敏者。尤較健康所受之影響尤著。
（八）外圍温度　外界温度。變化劇甚時。亦影響於脈之至數。如温度上昇。則脈數增加。溫度下降。則脈數減少。

以上八條。脈體至數每有不同。為醫者必先熟悉。方免錯誤。

脈狀

浮脈舉之有餘。按之不足。

沈脈舉之不足。按之有餘。

遲脈呼吸三至去來極遲。

數脈去來促急。一息六七至。

滑脈往來前卻。流利展轉。替替然與數相似。

濇脈細而遲。往來難且散或一止復來。

虛脈遲大而軟。按之不足。隱指。豁豁然空。

實脈大而長微強。按之隱指愊愊然。

芤脈浮大而軟。按之中央空。兩邊實。

洪脈極大在指下。

弦脈舉之無有。按之如弓弦狀。

緊脈數如切繩狀。

伏脈極重指按之。著骨乃得。

革脈有似沈伏。實大而長微強。如按鼓皮。

微脈極細而軟。或欲絕。若有若無。

細脈稍大於微。常有。但細耳。

濡脈極軟而浮細。

弱脈極軟而沈細。按之欲絕指下。

散脈大而散者。氣實血虛。有表無裏。

緩脈去來亦遲。小駃於遲。

動脈見於關中。無頭尾。大如豆。厥厥動搖。

促脈來去數。時一止復來。

結脈往來緩。時一止復來。

代脈來數中止不能自還因而復動脈結者生代者死

上下去來至止

察脈須識上下去來至止六字不明此字則陰陽虛實不別也辨脈曰寸脈下不至關為陽絶尺脈上不至關為陰絶此上下之義也陰陽別論曰去者為陰至者為陽靜者為陰動者為陽遲者為陰數者為陽脈要精微論曰來疾去徐上實下虛來徐去疾上虛下實平脈曰初持脈來疾去遲此出疾入遲為內虛外實也初持脈來遲去疾此出遲入疾為內實外虛也難經曰呼出心與肺吸入腎與肝凡脈來盛去衰者心肺有餘肝腎不足也來不盛去反盛者心肺不足肝腎有餘也此去來之義也成無已正理論曰陽氣先至陰氣後至則脈前為陽氣脈後為陰氣脈來前大後細為陽氣有餘陰氣不足脈如曰動前脈盛氣有餘動後脈衰氣不足應後脈盛血有餘應後脈衰血不足此至止之義也此數說皆陰噓陽吸之大義脈法之上乘診家之慧業也

真假疑似

醫不明脈。固無以治病。而不明真假疑似。又無以別脈。其何以察元氣之虛實。明生死吉凶之機要哉。東坡云。大實有羸狀。至虛有盛候。此處關頭一差。生死反掌。為醫之難。職是故耳。

持脈之道。先須理會其脈體。又須洞明其常變。凡平人之脈。有素大素小素陰素陽。此賦自先天。各成一局。常也。邪變之脈。有倏緩倏急。乍進乍退者。此病氣驟至。脈隨氣變也。故凡診脈者。必須先識平脈。而後可察病脈。先識常脈。而後可察變脈。於常脈中可以察人之器局壽夭。於變脈中可以察人之疾病吉凶。此診家之大要也。浮為在表。沉為在裏。數為多熱。遲為多寒。弦強為實。細微為虛。是固然矣。然疑似之中。尤當真辨。此其關係非輕。不可不察。如浮雖屬表。而凡陰虛血少。中氣虧損者。必浮而無力。是浮不可概言表也。沉雖屬裏。而凡外邪初感之深者。寒束經絡。脈不能達。必見沉緊。是沉不可概言裏也。數為熱。而真熱者未必數。凡虛損之症。陰陽俱困。氣血張皇。虛甚者數愈甚。是數不可概言熱也。遲為寒。而凡傷寒初退。餘熱未清。脈多遲滑。是遲不可概言寒也。弦强類實。而真陰胃氣大損。及陰陽關格等症。脈必豁大弦勁。是强不皆實也。微細類虛。而凡痛極氣閉。榮衛壅滯不通者。脈必伏匿。是伏未必虛也。由此推之。凡諸脈中皆有疑似。皆須真辨。診能及此。其庶幾乎。雖然。脈有真假。而實由人見之不真耳。脈亦何從假哉

脈有禀賦時令之不同

人之禀質。各有不同。而脈應之。如血氣盛則脈盛。血氣衰則脈衰。血氣熱則脈數。血氣寒則脈遲。血氣微則脈弱。血氣平則脈和。長人脈長。短人脈短。急性人脈急。緩性人脈緩。肥人脈沈。瘦人脈浮。寡婦室女脈濡弱。嬰兒稚子脈滑數。老人脈弱。壯人脈强。男子寸强尺弱。女子尺强寸弱。又有六脈細小同等。謂之六陰。洪大同等。謂之六陽。至於酒後脈數。大飯後脈洪緩。久飢脈空。遠行脈疾。臨診皆須詳察。

浮沉有得之禀賦者趾高氣揚脈多浮鎮靜沉潛脈多沉又肥人脈沉瘦人脈浮也有變於時令者春夏氣升則脈浮秋冬氣降則脈沉也有因病而致者病在上在表在府則脈浮在下在裏在藏則脈沉也推之遲數滑數大小長短虛實緊緩莫不皆然性急燥者脈多數性寬緩者脈多遲此得之禀賦也晴燠則脈燥陰寒則脈靜此變於時令也至於應病亦如是矣富貴則脈流暢貧賤則脈濇滯此禀賦也肝脈屬春則微滑肺脈屬秋則微濇此時令也至於應病則主乎血氣之通塞也筋現者脈長筋隱者脈短此禀賦也春長秋短此時令也長則氣治短則氣病此病變也六陰六陽大小得之禀賦也時當生長則脈大時當收斂則脈小此時令也邪有餘則脈大正不足必脈小此應病也肉堅實者脈多實虛泡者脈多虛此禀賦也春夏發泄雖大而有虛象秋冬收斂雖小而有實形此時令也若因病而異則大而實小而虛者可驗正邪之主病大而虛小而實者可驗陰陽之偏枯至於緊緩得於禀賦者皮膚淜急脈多緊寬鬆脈多

緩也。變於時令者。天氣寒凝。則筋脈收引。天氣暄熱。則筋脈縱弛。因病而見者。或外感風寒。或內傷生冷。寒勝故收引而緊急有力。或熱或溫筋脈縱弛。故軟弱無力也。

脈有變幻無定

有是病必有是脈。病證之常也。乃有昨日脈浮。今日變沈。晨間脈緩。夕間脈數。午前脈細。午後脈洪。先時脈緊。後時脈伏。或小病而見危脈。或大病而見平脈。或全無病。而今脈異於昔。脈變態無常。難以拘執。然既有變態。定有變故。惟在善用心者。詳問其故。核對於先後所診之脈之症。則其脈變之由。來及新夾之證。皆洞明矣。苟不詳問脈變之故。但據脈立方。鮮不誤者。

脈因動靜而變。故安臥遠行。脈形有別。無足怪者。若頃刻之動靜。不必遠行。即轉身起坐。五七步間。其脈即見數疾。坐診之頃。隨即平靜。即換診舉手。平疾必殊。一言一笑。無不變。更此種脈候。非五尸祟氣之相干。即真元

内脱之明騐惟其内氣無主藏氣不治而後經脉之氣失其根本無所依據而瞬息變更也

脉分在氣在血

氣無形也血有形也氣動也血靜也動則無形者形矣靜者之形亦因動而見矣然推其本則氣以動彰血以形顯故候氣者觀其動候血者觀其形夫脉之行也以息往來其動則氣也其管即血之質也病在氣分候動之勢病在血分候脉之形氣主呴之血主濡之血病當即累氣故候形者必兼審勢氣病久乃累血故察勢者不必泥形氣虚血實脉雖弱而按之必有形血衰氣盛脉雖空而其來必有勢血氣盛虚分數各有多寡總於形勢微甚辨之可以按指便見也浮沈遲數皆氣也緩急滑濇皆形也風傷衞者脉浮緩寒傷營者脉浮緊又凡凝痰瘀血其脉雖濡散而按之必有勁綫或如珠粒氣之升降不利無論脉形虚實大小其動也踈密不匀强弱不均或寸弱於尺或尺弱於寸或應指少力或中道而還血盛者脉

形必厚。血虛者脉形必薄。牢實與芤革可推也。氣盛者來勢必盛。氣衰者來勢必衰。濡弱與洪滑可例也。氣周於外。血貫於中。故氣寒而血為所束。脉即細緊。血虛而氣無所歸。脉即微散也。氣鬱與血結必殊。血虛與氣弱不類。此分見者也。血熱即見氣脉。氣寒即見血脉。此又互見者也

舍證從脉舍脉從證

治病之法。有舍證從脉。舍脉從證者何也。蓋有陽證陰脉。有陰證陽脉。有證虛脉實。有證實脉虛。彼此叅互。急宜詳辨。大都症實脉虛。必假實症也。脉實症虛。必假實脉也。夫外雖煩熱。而脉見微弱。必火虛也。腹雖脹滿而脉見芤濇。必胃虛也。此宜從脉者也。有本無煩熱。而脉見洪數。非火邪也。本無脹滿。而脉見弦强。非內實也。此宜從症者也。雖真實假虛。非曰必無。但輕者必從證。重者必從脉。方為切當

脉搏之調節

健康之體。精神和暢。其脉搏之調節。平等而整飭。是謂平調脉。此即我國

之所謂胃氣也若精神感動時脈即稍稍不整神經性之人大抵如此且神經性者當營深呼吸時往往變其脈調如呼氣之終及吸氣之始脈搏最速最深吸氣時及呼氣之始又稍稍徐緩是也

若病體之脈搏則恒失其調節其輕度者於整齊脈搏之間有不整之搏動强甚者搏動全然不整其大小有每動必異者此名不調脈或曰不整脈最强甚者尤在僧帽瓣口狹窄見之入心筋炎脈之調節亦稍變以此為其惟一之徵候此外如代償機障礙之心瓣膜各種異常以及各種重症心臟衰弱均可見不調之脈但如心臟衰弱症與其謂為脈息不調毋寧以脈性不同為診斷上之標準可耳此等之不整脈其一二有休息時毫不能觸知脈搏是名結代脈結代脈可分為二一由心臟收縮必經一定時期而休息乃缺止脈也一由心臟收縮力微弱不能充分輸送血液於橈骨動脈之内是謂間歇脈

不整脈之種類又有稱為交換脈及二連脈三連脈四連脈者前之一種

由大小二脈互相交换。整齊不亂。後數種。則脈搏二至三至或四至連續。其次即爲間歇。此等脈搏。見於代償機能障碍之心臟爲最多。服强心劑如毛地黄等者。亦暫見此種脈

按以上所言之各種脈。即我國所謂結促代也。由心臟機能障碍者爲多。僧帽瓣口。容接胸骨左第三肋軟骨上緣

胃氣脈

邪氣來也緊而疾。穀氣來也徐而和。徐而和。即注家所謂意思忻忻。難以形容者也。

脈弱以滑。是有胃氣。命曰易治。脈實以堅。謂之益甚。弱以滑非即胃氣病脈兼此。是有胃氣耳。

四至和緩。固是無病。然惟中取之須不大不小。而四至和緩。浮取之須似有似無。而四至和緩。沉取之須細柔流利。而四至和緩。乃爲無病。寸關尺三部。皆應分浮中沈如此

脉貴有根

勞病吐血脈浮。若重診無脈。乃無根將脫也。一切虚症。老病久病新產均貴重診有脈也。大汗者。其脈輕診弱重診强。此裏實也。審其當下須下之。若輕診强重診無。則將脫矣。惟浮沈皆得脈力平緩。乃爲愈象。稟賦素弱及大病新瘥。其脈皆芤而濡。所謂芤而有胃氣也。若浮診强與沈診懸絶。乃無根欲脫之候矣。不但癆病久病。即卒厥霍亂等急症。尤以有根爲貴也

審脈元機

有是病即有是脈。脈在病後也。若夫病證未形。血氣先亂。則脈在病先。診脈而可以知將來之必患某病也。如今日脈沈而來勢盛去勢衰。可知其明日必變浮也。浮者。病機外出也。今日脈浮而來勢衰去勢盛。可知其明日必變沈也。沈者。病機向内也。遲而有力。知必變數。數而少神。知必變遲服瀉藥而脈勢不減。知來日之必進。服補藥而脈力不增。知來日之必減

此中機括。微乎其微。明乎此。而診法之元機妙用洞然矣。

主病總義

病者何也。外六淫也。內七情也。六淫、火暑風燥濕寒。七情、喜怒憂思悲驚恐也。此十三者病之情也。有情必有症。症者寒熱虛實也。有症必有機。機者升降斂散也。然而情之傷也。傷於何臟。機之動也。動於何經。此必有地以載之。載之者何。曰氣而已矣。血而已矣。是故芤血虛也。遲氣寒也。伏氣閉也。代散氣脫也。濡弱虛微氣血俱虛也。細緊氣血俱寒也。革陰盛於上也。牢陰盛於下也。洪促氣熱於氣分也。動滑氣熱於血分也。浮數氣熱於氣分也。沉遲氣寒於血分也。弦革氣寒於氣分也。緊結、氣寒於血分也。細血中氣寒也。緩血中氣熱也。長短同有氣鬱。氣橫於氣分則長。氣結於血分則短也。滑濇同有血虛血實。寒凝於血分則實而濇。熱亢於氣分則虛而滑也。而且寒極似熱。熱極似寒。實極似虛。虛極似實。如滑主痰也。而痰亦見濇。弦主肝也。而肝亦見濡。上氣喘急脈虛大也。而亦有緊細伏匿孕脈必滑也。而亦有虚濇不調。又弦緩相反也。而風弦與熱緩相似。滑濇相反也。而熱濇與虚滑相似。搏與散相反也。而搏而累累不續。即與散同論。洪與伏相反也。而尸厥霍亂。伏與洪同斷。長與短相反也。而長而勁短而搏。同主氣逆氣鬱。散與結相反也。而同主癥瘕。正氣未衰則結。正氣既衰則散。亦有乍病食滞而脈散者。胃氣新亂而未復也。或其人素有濕熱加之新傷。而中氣益潰也。有以無脈為病所者。芤脈中空。即内主精血之傷也。有以有脈為病所者。緊脈浮數。即外主風寒之患也。抑尤有要焉。滑伯仁曰。察脈須識上下去來至止六字真訣。故審脈者。凝神於指下起伏去來頭本之勢。而脈之真象無遁。即病之升降斂散之真機亦迸露而無遁矣。明乎此必知脈症斷無相反。何則。有所以相反者在也。脈病斷無不應。何則。有所以不應者在也。仲景曰。邪不空見。中必有奸。景岳曰。脈之假者人見之不真耳。脈亦何嘗假哉。斯言盡之矣。

亡陰亡陽脈證辨

徐靈胎曰：亡陰亡陽相似而實不同。一則脈微，汗出如膏，手足厥逆而舌潤；一則脈洪，汗熱不粘，手足溫而舌乾。但亡陰不止，陽從汗出，元氣散脫，即為亡陽矣。然當亡陰之時，陽氣方熾，不可即用陽藥，宜收斂陽氣，不可不知也。亡陰之藥宜涼，亡陽之藥宜熱，一或相反，無不立斃。標本先後之間，辨在毫髮，舉世更無知者，故動輒相反也。此論可謂切矣，然有不得不辨者。內經曰：陽氣者，衛外而為固也。又曰：陰在內，陽之守也。陽脫者必陰不能守，而後陽無所戀；陰脫者必陽不能固，而後陰無所藏。二者存與俱存，亡與俱亡者也。故辨脈曰：脈浮而洪，汗出如油，喘而不休，形體不仁，此命絕也。是陰陽一時並脫之絕症也。若驟因發汗太過，腠理開泄，必陽先亡而陰隨之，未有陰在內而轉先亡者也。徐氏以脈洪肢溫為亡陰，謂其所見皆陽症也，殊不知陽氣外越，即是亡陽；以脈微汗冷為亡陽，謂其所見皆陰症也，殊不知陰液外泄，即是亡陰。況且亡陰亡陽以氣液分，不專以寒熱判。即如過汗亡陽，過下亡陰，亦不過各言所重。故凡先患寒下之症。陰凝於內。陽越於外。外熱裏寒。面赤足冷。如白通四逆症。此過下而反宜用熱者也。大熱內結。氣血沸騰。喘汗大作。津液妄泄。如人參白虎承氣症。此過汗而反宜用涼者也。蓋嘗綜而論之。以證則四肢厥逆。即亡陽也。繼見煩燥不得眠。是陰燥。而陰又亡矣。身大熱而無汗。或汗不止。內經謂為陽脈之極。即亡陰也。大汗不止。而身熱漸見厥逆。是陽絕而陽又亡矣。以脈則脈浮而洪。陽欲亡也。脈微如絕。陽已亡也。脈洪而按之無根。陰欲亡也。脈微而來如雀啄。陰已亡也。大抵先亡陽者亡其陽之半。撤去陰之藩籬。然後陰亡而陽即與之俱盡矣。先亡陰者亡其陰之半。擾動陽之根株。然後陽亡而陰與之俱盡矣。其可及施治者。皆先亡其半之時也。其後陰陽同時併離。無從措手。而其證亦難剖析。必陰必陽矣。

亡陽藥用熱。是以熱為主。亡陰藥用涼。是以涼為主。非純熱純涼也。仲景於白通四逆症。皆有加胆汁入尿例。舊解謂慮其格拒。故熱因寒用也。殊不知此時。真氣微極。尚有何力能格拒耶。只因亡陽者陰必擾。若用純熱以回陽則陰又被灼而陽更無根矣觀其云脈微續者生暴出者死不敢用純陽之劑正預慮及此耳亡陰之治不可專用純涼亦猶是矣復脈救逆皆其類也

診外感内傷法

王漢階曰診外感執定浮沉以辨其寸關尺蓋初感由於經絡病在表輕者寸浮盛重者關尺亦見浮盛迨傳入裏生内熱則沉盛矣病在上則見於寸在中則見於關在下則見於尺

診内傷執定寸關尺以辨其浮沉蓋初病則分藏府各見於本位在府則本部浮在藏則本部沉迨日久有府病而連引藏者有藏病而傷及府者有數經兼病者皆按部而察其浮沉凡數經兼病須察當前之症候形色與致病之因由核對於脈象得其主腦而治之

汗脈

論疾診尺曰脈盛而滑者汗且出也此即陽動則汗出之義鬱氣盛發鼓激

津液外出。使榮衛和而邪去。是正脈法也。

傷寒論曰。若汗之不徹。其人煩躁短氣。不知痛處。宜更發汗則愈。以脈濇故也。葛根陽主之。王漢皋曰。發汗後其脈輕診弱重診强。是仍有未出之汗。雖止之而不能止也。夫同一汗出不徹也。而脈一濇一强者。一則陽氣能鼓汗自續出。內經所謂陰滑者為有餘。為多汗也。一則陽不能鼓。榮氣不盛必待用藥再發也。傷寒論又謂發汗已解。半日許復煩。脈浮數者。再與桂枝湯。即此義也。但汗後脈强悶有當下之證。又當急下之。而不得復汗矣

葉天士曰。温熱汗後。但診其脈。若虛軟和緩。雖倦卧。不語。汗出膚冷。卻非脫症。若脈急疾躁擾。不卧。膚冷。汗出。便為氣脫矣。章虛谷曰。汗出脈靜。身冷安卧。此正勝邪卻也。汗出膚冷。脈反急疾躁擾不安。此氣脫也。汗出身仍熱。其脈急疾而煩躁。此正不勝邪。陰陽交之死症也。若脈急疾躁擾不卧。而身熱無汗。此邪正相爭。吉凶將判也。得汗而脈靜者生。不得汗。與汗而仍身熱脈躁者死。

痼疾宿疾脈

伏匿不出之老疾身病而脈常不病醞釀未成之大患脈病而身常不病宿疾有見脈症者不名伏匿矣如濕流關節風藏骨骱膈噎癥脹癱瘓癲狂哮喘石瘕等類此皆有證有脈者也

三指禪曰天下奇奇怪怪之症診其脈依然圓靜和平者老痰也又以年壯體強境遇豐順心情舒暢血氣流通亦有不見脈者稍或飲食勞倦思慮憂鬱即見矣雖然猶有說焉所謂不見者仍泥難經結甚積甚之義耳素問脈要精微論曰按之至骨脈氣少者腰脊痛而身有痺也痺即痼疾類也而云脈氣少蓋有於平脈中偶見一二至牢強者亦有偶見一二至濡弱者牢強易見濡弱難見也凡病症遷延不愈或病根不淨時愈時發者皆痼疾也

伏疾脈

諸脈浮數當發熱而反洒淅惡寒若有痛處飲食如常者蓄積有膿也

右寸遲細而畧結者苟無胸痛之症必作半截呃不能作長呃也此即噎食之初起

脈弦滑決其有痰而其人自言無痰及進活痰之劑痰動而出多者此皆隱伏未發之痰也凡診得其脈而無其證者即宜審慎或是未愈之宿疾或是未發之隱疾也

新病久病脈

盛啟東以新病之死生係乎右手之關脈宿病之死生主乎左尺之關脈蓋新病穀氣猶存胃脈自應和緩即或因邪鼓大因虛減小必須至數分明按之有力不至濁亂再參以語言清爽飲食知味胃氣無傷雖劇可治如脈勢濁亂至數不明神昏語錯病氣不安此為神識無主苟非大邪瞑眩豈宜有此經謂浮而滑為新病小以濇為久病故新病而一時形脱者死不語者亦死口開眼合手撒汗喘遺尿俱不可治新病雖各部脈虧細按尚有胃氣治之可愈久病而左手關尺軟弱按之有神可卜精血之未

芤他部雖危治之可生若尺中弦緊急數按之搏指或細小空絕者法在不治蓋緣病久胃氣向衰又當求其尺脈為先天之根本也啟東又云診得浮脈要尺內有力為先天腎水可恃發表無虞診得沈脈要右關有力為後天脾胃可憑攻下無虞此與前說互相發明也

慎柔曰久病脈反有神法在不治如殘燈之燄乍明即滅也久病脈滑疾如電掣不直手畧按即空而無根此元氣將脫之兆也新病得此亦不可妄用表散中藏經以滑為虛即此意也

論脈波計法

脈波計法者乃於橈骨動脈以器具描為曲線而分別其為緊張脈重複脈單搏脈及動脈硬變症各種類是也診脈以神不以迹殊非器具所能測量惟據西學說謂常脈及動脈均有一種不能以指觸知之性質乃就脈波計所得之脈分為上行腳下行腳及逆衝隆起彈力性隆起之脈曲線此逆衝隆起之發生由於心室收縮後動脈收縮血液因而壓榨其一

部向末梢流注。二部則逆流於中樞。血波與既閉之大動脈瓣衝突。復又反射之。故彈力性隆起。則以血液充滿而擴張之動脈管。當回復原狀之際。以其彈力而生顫動之故。蓋此隆起之大小。一則關於動脈距心之遠近。二則關於動脈壁之緊張。三則視其彈力性如何。動脈去心愈近者。逆衝隆起愈著而速。彈力性隆起反是。動脈距心臟愈遠則愈高。

在熱性諸病。以高熱故。血管為之麻痺。而動脈壁緊張減小。於是逆衝隆起著明。間亦可於指下觸知之。脈有知為後搏者。即所謂重複脈。於劇性熱病之經久見之。此外每有見諸大失血後。及患結核病者。

熱性病人之見重複脈。不獨以動脈壁緊張減小之故。而如刺絡大失血後。貧血虛脫症身體衰憊時。均可見之。諸症常見者為降脚重複脈而單搏脈亦正不少。

動脈硬變性之類。動脈壁彈力減少。彈力性為之不明。甚者逆衝隆起亦不可見。而呈徐脈。脈曲徑上昇較常遲緩。其頂廣濶鈍圓。徐徐下降在高度之動脈硬變症。脈曲綫之上行脚下行脚。分為昇脚隆起。降脚隆起二種。蓋以動脈伸展性減少。擴張費時。如大動口狹窄。血液難於流入。即流入亦復緩滯。或又如大動脈瓣閉鎖不全。及左室之肥大擴張。每收縮時射出大量血液。而脈管擴張需時過久之類是也。此脈在我國謂之遲脈。

疾脈最多見於大動脈瓣鎖閉不全。蓋本症當心臟收縮時。自肥大之左室。以强力射出血液於動脈系。故其上行脚昇高極速。曲綫頂甚為尖銳。而下行脚當心臟收縮停止之際。血液急向毛細管。及左室兩方逃避。小動脈管收縮。極其迅疾。故其下降亦斜而急。此等脈在我國亦謂之疾脈。又謂之來長去短脈。

脈波計之診法。在臨牀時殊不適用。不過姑存其說。以見西醫用此器有種種之區别耳。

脈壓計法

脈波計法。乃以脈波曲綫之形狀。知其動脈血壓之比較的强度。然白解氏曾製一種器械。以講測定人身血壓之法。此法曰脈壓計法

吾人於手指觸診上。以貼其心臟部之手指。加一定之壓於橈骨動脈。至有防止血液流出於末梢部之程度。則其脈搏之緊張。即心臟收縮的血壓。可以測知其大畧。但此不得謂正確之法。何者。據水壓之法。假令在同一血壓。以手指壓迫動脈管時。其脈管之大小。乃由手指接觸範圍之廣狹。其抵抗遂生强弱之差。因而誤其血壓測知。蓋脈管大時抵抗大。脈管小時抵抗小也。然白解氏之改良脈壓計法。則以所謂液體壓子壓迫其管而連結之於驗壓器時。無論其脈管之多小。無不知其一定之血壓。云

吴黼堂曰。觀西醫脈波計法及脈壓計法。但可以測遲數及强弱。而於脈學精微之處。並未見及也。夫診脈以神不以迹。斷非器具所能測量。昔許叔微曰。脈之理幽而難憑。吾意所解。口莫能宣也。凡可以筆墨載口舌傳者。皆迹象也。至於神理非心領神會。焉能測其玄微。如古人形

容胃氣之脈而曰不浮不沉此迹象也可以中候求也不疾不徐此迹象也可以至數求也獨所謂意思忻忻悠悠揚揚難以名狀非古人秘而不言欲狀之而無可狀也必意會神領心手調和浸淫日久自能躍如於言詞之表非粗心人得而理會也夫以筆載以言傳尚難以見脈之真際况脈波計脈壓計均係死物而能以測脈於微乎此二項於診脈之大要無關本書本不引用特以其為西法發明之器械附筆於此以見西醫診脈僅尚粗迹非法之善者也

初診久按不同

問脈有下指浮大按久索然者有下指濡軟按久搏指者有下指微弦按久和緩者何也答曰夫診客邪暴病應指浮象可證若切虚羸久病當以根氣為本如下指浮大按久索然者正氣大虚之象無問暴病久病雖症顯灼熱煩擾皆正衰不能自主隨虚陽發露於外也下指濡軟按久搏指者裏病表和之象非藏氣受傷即堅積内伏不可以脈沉誤認為虚寒也

下指微弦。按久和緩者。久病向安之象。氣血雖殆。而藏氣未敗也。然多有變症多端。而脈漸小弱。指下微和。似有可愈之機者。此元氣與病氣俱脱。反無病象發見。乃脈不應病之候。非小即病退之比。大抵病人之脈。初下指雖乏力。或弦細不和。按至十餘至漸和者。必能收功。若下指似和。按久微澁。不能應指。或漸覺弦硬者。必難取效。設病雖牽纏。而飲食漸進。便溺自調。又為胃氣漸復之兆。經云安穀者昌。又云糜粥入胃則虛者活。此其候也。

浮沉表裏辨

浮為在表。沉為在裏。此古今相傳之法也。然沉脈亦有表證。此陰實陽虛寒勝者然也。浮脈亦有裏症。此陽實陰虛水虧者然也。故凡欲察表邪者。不宜單據浮沉。只當以緊數有力無力為辨。方為的確。蓋寒邪在表。脈皆緊數。緊數甚者邪亦甚。緊數微者邪亦微。緊數而浮洪有力者。邪在陽分。即陽症也。緊數而浮沉無力者。邪在陰分。即陰症也。初病即緊而漸緩者。

寒邪之漸退而陽氣將復也初病猶緩而漸緊者陽氣之日衰而寒邪內陷也其有似緊非緊但較平常稍見滑疾者此外感而邪輕也或初病而未深入也若和緩而全無緊疾之意則脈雖浮大自非外邪

吳鞠堂曰是篇語語精實在景岳書中為最入道深譚之說

脈證順逆

脈有陰陽虛實之不同而病即應焉脈病形症相應而不相反萬舉萬當少有乖張良工拙工亦無所別矣故脈之於病有宜有不宜不可以不辨也左有病而右痛右有病而左痛上病下痛下病上痛此為逆死不可治如傷寒未得汗脈浮大為陽易已沉小為陰難已傷寒已得汗脈沉小安靜為順浮大躁疾者逆然多有發熱頭痛而足冷陽縮尺中遲弱可用建中和之者亦有得汗不解脈浮而大心下反硬合用承氣攻之者更有陰盡復陽厥愈足溫而脈續浮者苟非深入南陽之室烏能知此迨夫溫病熱病熱邪亢盛相同絕無浮緊之脈觀內經所云熱病已得汗而脈尚躁

盛此陰脈之極也死其得汗而脈靜者生熱病脈尚躁盛而不得汗者此陽脈之極也死脈躁盛得汗靜者生他如温病穰穰大熱脈數盛者生細小者死熱病汗下後脈不衰反躁疾名陰陽交者死歷疹温熱諸病總以數盛有力為順細小無力為逆得汗後汗不衰反躁盛猶逆也至於時行疫癘天行大頭咸以脈數滑利為順沉細虛濇為逆然濕土之邪內伏每多左手弦小右手數盛者總以辛涼內奪為順辛熱外散為逆當知温熱時疫皆熱邪內蘊而發若與表散如鑪冶得鼓鑄之力耳然疫癘雖多人迎不振設加之下利足冷又未可輕許以治也故昔人謂陰陽俱緊頭痛身熱而下利足冷者死謂其下虛也至若温毒發斑譫語發狂等症總以脈實便閉為可治脈虛便滑者難治若斑色紫黑如果實黶雖便閉能食便通必隨之而逝矣其狂妄躁渴昏不知人下後加呃逆者此陽去入陰終不可救卒中風口噤脈緩弱為順急實大數者逆中風不仁痿躄不遂脈虛濡緩為順堅急疾者逆中風遺尿盜汗脈緩弱為順數盛者逆中風

便溺俱澀。脉滑實為順。虛澀者逆。中寒卒倒。脉沉伏為順。虛大者逆。中暑自汗。喘乏。腹滿。遺尿。脉虛弱為順。躁疾者逆。暑風卒倒。脉微弱為順。散大者逆。大抵卒中天地之氣。無論中風中寒中暑中暍。總以細小流連為順。數大堅實為逆。散大澀艱。尤非所宜。不獨六淫為然。即氣逆痰厥食厥蚘厥。舉不外此。蓋卒厥暴中有真氣素虧者。脉宜小弱。不宜躁盛。正氣猶强者。脉滑大而易治。真氣已敗者。脉大硬而難醫。中惡腹滿。則宜緊細微澀。不宜虛大急數。中百藥毒。則宜浮大數疾。不宜細微虛澀。內傷勞倦。氣口虛大者為氣虛。細弦或澀者為血虛。若躁疾虛大。堅搏。大汗出。發熱不止者死。以裏虛不宜復見表氣開泄也。內傷飲食。脉來滑盛有力者。為宿食停胃。澀伏糢糊者。為寒冷傷脾。霍亂脉伏。為冷食停滯。胃氣不行。不可便斷為逆。搏大者逆。既吐且利。不宜復見實大也。霍亂止而脉代。為元氣暴虛。不能接續。乃心行血。暫失功用之故。不可便斷為逆。厥冷遲微者逆。心力已衰。勢將暴脫。非溫補强心。不能救療。噎膈嘔吐。脉浮滑大便潤者順痰氣阻逆胃氣未艾也弦數緊濇涎如鷄清大便燥結者逆氣血枯竭痰火鬱結也腹脹關部浮大有力為順虛小無神者逆水腫脈浮大輭弱為順濇細虛小者逆又沉細滑利者雖危而可治虛小散濇者不治臌脹滑實流利為順濇短虛微者逆腫脹之脈雖有浮沉之不同總以輭滑為順短濇為逆欬嗽浮輭滑利者易已沉細數堅者難已久嗽緩弱為順弦急實大者逆勞嗽骨蒸虛小緩弱為順堅大濇數者逆弦細數疾者死上氣喘嗽脈虛寧寧伏匿為順堅強搏指者逆加瀉尤甚上氣喘息低昂脈浮滑手足温為順脈短濇四肢寒者逆上氣脈散者死謂其形損故也歷陳上氣喘嗽諸例皆以輭弱緩滑為順濇數堅大者逆蓋緩滑則胃氣尚存堅濇則胃氣告匱也肺痿脈虛數為順短濇者逆數大實者亦不易治肺癰初起微數為順洪大為逆已潰緩滑為順短濇者逆吐血衄血下血芤而小弱為順弦急實大者逆汗出若衄沉實細小為順實大堅疾者逆吐血沉小者順堅強者逆吐血而咳逆上氣芤輭為順細數者逆弦勁者不

治陰血既亡，陽無所附，故脈來芤軟。若細數則陰虛火炎，加以身熱不得卧，不久必死。弦勁為胃氣之竭，亦無生理。畜血脈弦大可攻為順，沉濇者逆。從高顛仆，內有血積，腹脹滿，脈堅強可攻為順，小弱者逆。金瘡出血太多，虛微細小為順，數盛急疾者逆。破傷發熱頭痛，浮大滑者順，沉小濇者逆。腸澼下白沫，脈沉則生，浮則死。腸澼下膿血，沉小流連者生，數疾堅大身熱者死。久痢沉細和滑為順，浮大弦急者難治，雖沉細小弱，按之無神者不治。腸澼下利，內經雖言脈浮身熱者死，然初病而兼表邪，常有發熱脈浮，可用建中而愈者，非利久虛陽發露，反見脈浮身熱，口噤不食之比。泄瀉脈微小為順，急疾大數者逆。腸澼泄瀉為腸胃受病，不當復見疾大數堅之脈也。小便淋閟，脈滑疾者易已，濇小者難已。消癉脈實大，病久可治；脈懸小堅，病久不可治。消渴脈數大輭滑為順，細小短浮者逆，又沉小滑為順，實大堅者逆。目痛頭痛，卒視無所見者死，清陽失守，邪火僭逆於上也。其脈浮滑為風痰上盛可知，短濇為血虛火逆不治。心腹痛，痛不得息。脈沉細遲小為順。弦長堅實者逆。癥瘕脈沉實可治。虛弱者死。疝瘕脈弦者生。虛疾者死。心腹積聚。脈實強和滑為順。虛弱沉小者逆。癲疾脈搏大滑久自已。小堅急不治。又癲疾脈虛滑為順。濇小者逆。狂疾脈實大為順。沉濇者逆。痿痺脈虛濇為順。緊急者逆。蠱蝕陰肛。虛小為順。堅急者逆。癰疽初起。脈微數緩滑為順。沉濇堅勁者逆。未潰洪大為順。虛濇者逆。潰後虛遲為順。數實者逆。腸癰輭滑微數為順。沉細虛濇者逆。病瘡脈弦強小急。腰脊強瘈瘲。皆不可治。潰後被風多此。痙病脈浮弦為陽。沉緊為陰。若牢細緊勁搏指者不治。妊娠宜和滑流連。忌虛澀不調。臨月脈宜滑數離經。忌虛遲小弱。牢革尤非所宜。新產脈緩弱。忌弦緊。帶下脈宜小弱。忌急疾。崩漏脈宜微弱。忌實大。乳子病熱。脈懸小。手足溫則生。寒則死。凡崩漏胎產久病。脈以遲小緩滑為順。急疾大數者逆。痿痺緊急。或中病脈堅外病脈濇。汗出脈盛。虛勞心數。風家脾緩。人瘦脈大而喘。形盛脈微短氣更有傷寒下利而脈不至。脈微厥冷煩躁。脈遲而反消食。與夫人短脈長人滑脈澀皆死兆也。以上諸例或採經論，或摭名言，咸以脈病相符為順，相反為逆。舉此為例，餘可類推。

真藏脈

黃帝曰：脈見真藏者死，何也？岐伯曰：五藏者皆稟氣於胃，胃者五藏之本也。藏氣者不能自致於手太陰，必因於胃氣乃至於手太陰也。邪氣勝者精氣衰也，故病甚者胃氣不能與之俱至於手太陰，故真藏之氣獨見。獨見者病勝藏也，故死。

脈有陰陽，所謂陰者真藏也，見則必敗，敗必死也。所謂陽者胃脘之陽也。別於陽者知病處也，別於陰者知死生之期。

平人之常氣稟於胃，胃者平人之常氣也。人無胃氣曰逆，逆者死。故人以水穀為本，人絕水穀則死，脈無胃氣亦死。所謂無胃氣者，但得真藏脈，不得胃氣也。所謂脈不得胃氣者，肝不弦，腎不石也。

肝死藏浮之脈弱，按之中如索不來去，但曲如蛇行者死。

心死藏浮之脈實如豆麻擊手按之益躁疾者死

脾死藏浮之脈大堅按之中如覆杯絜絜狀如揺者死

肺死藏浮之虛按之弱如葱葉下無根者死

腎死藏浮之堅按之亂如轉丸益下入尺中者死

其脈絶不往來若人一息五六至其形肉雖不脫真藏雖不見猶死也

吳鞠堂曰所言五藏死脈皆心肺病也人之有生氣血而已臨危無不胸高氣急乃肺氣將絶也無不肢冷汗出脈厥乃心之行血已失功用也世人不識徒以亡陽二字籠統混稱不知内經明云心為巨陽所謂亡陽乃亡心中之真氣非亡腎中之陽也試思心一失其運血之功用則肢冷汗出脈絶頃刻而人死矣脈之跳動原於心與腎元有何關繫西醫於危症每用强心劑慮心氣之絶也我國用薑附回陽亦取其辛烈大氣以温運血脈之義故四逆湯方下云服後脈微續者生暴出者死即此意也

怪脉釋

雀啄連來三五啄。

雀啄者，脉來指下連連湊指，數急，殊無息數。但有進而無退，頓絶自去，良久準前又來，宛如鷄踐食之貌。

屋漏終日一點落。

脉來指下按之極漫，一息之間或來一至，若屋漏之水，滴於地上，而四畔濺起之貌。

彈石硬來尋即散。

脉經曰：脉來如彈石，去如解索者，死。石者，辟辟急也；解索者，動數而隨散亂，無復次序也。吳仲廣曰：石乃腎之本。脉合沉濡而滑，今真藏脉見，如彈石辟辟然湊指，殊無息數，死無疑矣。一說脉來指下如堅硬之物，繫於石，劈劈然無息數。

搭指散亂真解索。

解索脈者其形見於兩尺。脈來指下散而不聚。若分於兩畔。更無息數。是精髓已耗。將死之候。

魚翔似有一似無。

王叔和云魚躍澄澄。而避疑掉尾。吳仲廣云脈來指下尋之即有。汎汎高虛前定而後動。殊無息數。宛如魚游於水面。頭不動而尾緩搖之貌。

鰕游靜中跳一躍。

脈經曰鰕游者苒苒而起。尋復退沒。不知所在。久乃復起。起輒避而沒去速者是也。吳仲廣云脈來指下若鰕游於水面。沉沉不動。瞥然驚掉而去。將手欲趁沓然不見。須臾於指下又來。良久準前復去。如鰕游入水之形。瞥然而上。倏然而去。此是神魂已去之候。

寄語醫家子細看。此脈一見休餌藥。

此外尚有反關脈者。乃脈管生成之差。不再贅。

中西脈學講義

下

上海棋盤街
文瑞樓印行

中西脈學講義卷下

閩同安吳錫璜黼堂氏著

數脈

數者脈息輻輳六至以上。主陽盛燔灼侵剝真陰之病。為寒熱。為虛勞。為外邪。為癰疽。此脈隨病見也。寸數喘咳口瘡肺癰。關脈胃熱邪火上攻。尺為相火遺濁淋癃。浮數表熱。沉數裏熱。陽數君火。陰數相火。右數火亢。左數陰戕。此按部位以測病情也。又云數大煩躁狂斑脹滿。數虛虛損。數實實邪。數滑熱痰。數濇為損。熱灼血乾。此言數脈而各有兼診之殊也。三者皆舊訣也。夫數則為熱。人皆知之。而如數之脈。人多不察。此生死關路。最宜體認。數按不鼓。則為寒虛相搏之脈。數而大虛。則為精血銷竭之脈。細疾若數。陰燥似陽之候。沉弦細數。虛勞垂死之期。又有駛脈。即如數脈。非真數也。假熱之病。誤服涼藥。亦見數也。世醫診得脈息急疾。竟不知新病久病有力無力。鼓與不鼓之異。一概混投苦寒。遏絕胃氣。安得不速人於死乎。瀕湖脈學云。數脈為陽熱可知。只將君相火來醫。實宜涼瀉虛溫補。肺病秋深卻畏之。據此亦當有溫補者。特僅言君相火來醫。猶見之未擴也。夫獨不有陽虛陰盛之重恙。反得緊數有力之實脈。急投桂附。旋即痊可者乎。抑玉機新論又有如數之一症。言冬脈曰其氣來如彈石者為太過。病在外。其去如數者為不及。病在中。釋云來如彈石。其至堅強。營之太過也。去如數者。動止疾數。營之不及也。蓋數本屬熱。而此真陰虧損之脈亦必急數。然愈數則愈虛。愈虛則愈數。而非陽強實數之數。故不曰數。而曰如。數則辨析之意深矣。此而一差。生死反掌。何獨數脈有相似。即浮沉遲數滑濇洪實弦緊諸脈。亦皆相似。故庸淺者只知現在。精妙者疑似獨明。為醫之難。正此關頭耳。

脈數諸病態。在西醫亦有熱性與虛弱之分。錄其說如下。

(一)熱性諸病此因溫暖之血液直接作用於心臟而致也。大抵溫度上升。與脈搏增加。必同時並見。至一定之數而止。可據脈至數而測熱度之高低。如每分鐘脈搏百至。概示中熱。脈來百二十至以上。即為高熱是也。偶有達百六十至以上者。概為不良之惡候。小兒尋常脈搏。多於成人。在熱病時亦較成人尤多。故雖脈搏百五十至以上。總不如成人之危殆。但熱度與脈數。亦每有失其平衡者。且如在熱病時。又加以心理病理的條件。若身體運動。精神興奮等。足以促進脈搏者為尤然。如腸窒扶斯。而兼發肺炎時。則脈來疾數。身體薄弱時。又兼發熱者。脈來亦虛數。故在慢性熱病。脈搏常數。反之於熱病較高時。加以條件。足使脈數徐緩。則脈來不加頻數者亦有之。如罹熱性病而發腦膜炎者。可使頻數之脈。變為濡緩是也。

(二)心臟疾患 (心臟瓣膜異常及其炎症大動脈口狹窄之脈搏數。每較減於尋常。僧瓣膜異常之脈搏數。間有心悸亢進。銳作至百八十至以上者。特不數覯耳。

㈢心臟衰弱或麻痺　此見於熱性病虛脫時。體温雖較尋常下降。而脈數且小。如代償機能。有障礙之心瓣膜病。及心臟麻痺之因心筋疾患者。其脈亦皆頻數

㈣迷走神經麻痺　此由於腦壓增進。而作用於延髓之迷走神經原始節。或該神經末梢幹發生疾患。而致麻痺。即心臟之機能神經症也。例如神經性心悸亢進。其脈搏增進。或一時或繼續增加。均屬迷走神經之病候。患此者脈來迅疾。其搏數有達於百十至或百五十至。甚有在二百至以上者

㈤一切疼痛性病。及驚愕恐怖。感覺異常時。其脈搏每多疾速

張石頑曰。脈陽緊陰數為欲吐。陽浮陰數亦吐。胃反脈數。中氣大虛而見假數之象也。凡乍病脈數。而按之緩者。為邪退。久病脈數。陰虛之象。瘦人脈數。多火陰虛。形充肥澤之人。脈數為痰濕鬱滯。經絡不暢。而緼熱未可責之於陰也。至於數則心煩。又曰滑數心下結熱。皆包絡火旺而乘君主

之位耳若作疏作數不論何病皆不治也

浮

浮主於表行從內上如循榆莢如水漂木為中氣虛為陰不足為風為暑為脹滿為不食為表熱為喘急此脈隨症見也又云寸浮傷風頭痛鼻塞左關浮者風在中焦右關浮者風痰在膈尺部得浮下焦風客小便不利大便秘澁此按部位以測病情也浮緊傷寒浮緩傷風浮數傷熱浮洪熱極浮洪而實熱結經絡浮遲風濕浮弦頭痛浮滑風痰浮虛傷暑浮濡汗洩浮微氣虛浮散勞極此大概主於浮脈而各有兼診之殊也至若浮芤失血浮革亡血內傷感冒而見虛浮無力癆瘵陰虛而見浮大兼疾火衰陽盛而見浮緩不鼓久病將傾而見渾渾革至浮大有力皆如浮脈也叔和云脈浮而無根者死其亦可以浮診而用治表之劑乎夫曰浮多主表證曰如浮悉屬裏病表裏不明死生係之矣通一子云浮為在表然真正風寒外感者反不浮但緊數而畧兼浮者便是表邪其證必發熱無汗身

痰者是也若浮而兼緩則非表邪矣大抵浮而有力有神者為陽有餘則火必隨之或痰見於中或火壅於上可類推也若浮而無力空豁為陰不足陰不足則水虧之候或血不營心或氣不化精中虛可知矣若以此等為表症則害莫大矣其有浮大弦鞕之極甚至四倍以上者內經謂之關格此非有神之謂乃真陰虛極而陽亢無根大凶之兆也

金匱要畧曰病人脈浮者在前其病在表浮者在後其病在裏腰痛背強不能行必短氣而極也經凡單言浮者皆有來盛去衰之意若再盛則為洪矣其浮而怠緩應指無力者乃氣血兩虛之候或氣虛之人患風濕亦多見之若再衰則為濇為散矣總之脈既曰浮氣多上升而不下降形體亦多近薄雖按之不似芤脈全空而其主病無非上實下虛陽強陰弱也短氣而極者氣逼於上而不納也陽虛而陰不能吸非陷下也難經曰前大後小即頭痛目眩前小後大即胸滿短氣此鬱於中而不暢其義稍別而亦相通皆脈力之能浮者也

沉

沉脈為裏。動乎筋骨之間。如石沉水。必極其底。外柔內剛。按之愈實。兩尺若得沉實有力。此為根深蒂固。修齡廣嗣之徵。如病則為陽鬱之候。為寒為水。為氣。為鬱。為停飲。為癥瘕。為脹實。為厥逆。為洞泄。昔人論之詳矣。沉緊內寒。沉數內熱。沉弦內痛。沉緩為濕。沉牢冷痛。沉滑痰食。沉濡氣弱兼汗。沉伏閉痛。此則大概主於沉脈而各有兼診之殊也。至於沉而散。沉而絕。沉而代。沉而短。沉不鼓。久病與陽病得此。垂亡之候也。若沉而芤。沉而弱。沉而濇。沉而結。主亡血傷精。六極之脈。諸如此類。不得概以沉屬寒。屬痛。而混投溫散之劑也。更有如沉之脈。每見表邪初感之際。風寒外束。經絡壅盛。脈必先見沉緊。或伏或止。是又不得以陽證陰脈為惑。惟急投以疏表之劑。則應手汗泄而解矣。通一子曰。沉雖屬寒。然必察其有力無力以辨虛實。沉而實者多滯多氣。故得下手脈沉。便知是氣。氣停積滯者宜消宜攻。沉而虛者因陽不達。因氣不舒。陽虛氣陷者。宜溫宜補。不得一概

而混治也

沉有寒束於外熱鬱於内者沉緊而數盛有力也治宜涼散外寒而内熱不盛者沉緊而不數是寒欲内陷也治宜温散無寒但氣虛下陷而沉者有三宗氣衰而不能鼓動則多見沉弱衛氣衰而不能薰蒸則多見沉緊營氣耗竭脈道滯而氣不利辨脈所謂其脈沉者營氣微也則必兼見遲數濇甚或細數矣宗氣者動氣也出於肺參芪主之衛氣者熱氣也出於命門桂附主之營氣者濕氣也出於脾腎歸朮主之昔人謂補火即是補氣只說衛氣一邊耳

遲

遲為陰脈與數為陰陽對待之體數六至遲三至息數甚懸至離經之脈則僅二至内經謂之少氣然遲主臟病多屬虛寒浮遲表寒沉遲裏寒遲濇血病遲滑氣病有力冷痛無力虛寒或主不月或見陰疝或血脈凝注或癥瘕沉痼氣寒則不行血寒則凝滯遲兼滑大風痰頑痹遲兼細小真

陽虧損也。或陰寒留於中。為泄為痛。元氣不營於表。寒慄拘攣。皆主陽虛陰盛之病也。而獨有如遲之脈。凡人傷寒初解。遺熱未清。經脈未充。胃氣未復。必脈見遲滑。或見遲緩。未可投以温中而助其餘邪也。高鼓峯云。遲而汗出者死。此虛實之不容不辨也。

張石頑曰。遲為陽氣失運。胸中大氣不能敷布之象。故昔人隸之虛寒。然多有熱氣內結。寒氣外鬱。而見氣口遲滑作脹者。程郊倩曰。遲脈有邪聚熱結。腹滿胃實。阻塞經隧而然者。癥瘕痃癖尤多見之。竊謂凡此類者。其脈必中手有力。按之必實。凡診脈必兼察體勢。若至數雖遲。而其勢強體厚者。不但可知其熱鬱於內。並可測其病之入於血分矣。經曰。遲為在藏正以其病在血分也。在血分則氣行緩。故出入遲也。所以然者。府分淺。藏分深也。東垣曰。諸氣化者皆府所主。諸有形血化者皆藏所主。又先哲有言濕温暑熱初起。脈皆沉遲。此非虛寒也。濕熱鬱蒸之邪。口鼻吸入。從裏而發。所以脈象糢糊。至數不清。有類沉遲也。濕熱薰蒸。脈體散漫。應指少力。經以緩為熱者此也。

西醫言遲脈主病於左列狀態見之

(一)脂肪心及心筋炎　發生此二症時。多見冠狀動脈硬變。其脈數減少。一分時中僅四十至或三十至。并有減於此數者。

(二)大動脈口狹窄　本症之脈數減少。大約以六十至為率。

(三)心臟增劇　此多見於急症腎臟炎。猩紅熱性腎炎尤甚。是時心左室每每肥大。

(四)動脈血壓猝然減少　常見於劇甚之失血後。

(五)下腹臟器之疼痛性病　如胃潰瘍鉛毒疝痛等。多見此脈

(六)神經衰弱症　少見。

(七)高年者心臟無顯著病患。脈搏亦或遲徐。又當極餓時。脈數有減至四十八至以下者。

(八)肝發黃疸。則血中混有膽酸。能使心臟神經節之作用衰弱。故脈亦

轉遲徐。一分鐘減作四十至或以下者俱有之。

（九）增加脈壓於機械性。刺激迷走神經之腦疾患（如腦出血腦內水腫腫瘍）或因炎症而刺激該神經之疾患。急性腦底腦膜炎之初期。其搏數均減少。

（十）急性熱病分利後　殆由本病所生之毒質。作用於心臟。或迷走神經中樞之故。而致脈遲緩。

（十一）中毒　尤著者如鉛中毒及急性酒精中毒。其脈多遲徐。

（十二）急性關節僂麻質斯。亦有見遲脈者。

滑

滑脈往來流利。如珠走盤。若滑而勻平。胃氣之脈也。經云脈弱以滑。是有胃氣。又曰滑者陽氣盛。微有熱。按之指下鼓擊有力有神。如珠圓活。替替不絕。男得此無病。女得此有胎。乃真滑脈也。若病則屬痰飲。浮滑風痰。沉滑食痰。寸滑嘔吐。關滑蓄血。尺滑癲淋遺泄。滑大滑數為內熱。上為心肺頭目咽喉之熱。下為小腸膀胱二便之熱。亦脈症相應之驗也。而特有如滑之脈。驟診亦似平和。不大不小。不見歇止。不見尅勝。息數如常。只覺平動不鼓。牒牒而去。稍按即無。此為元氣已脫。僅存餘氣。流連臟腑經絡之間。未盡斷耳。先於死期旬日內便見此脈。乃絕脈也。雖盧扁亦難復起。每見醫者尚於此際執以為痰化氣消痞。攻劑任投。祇速其死耳。至於虛損多弦滑之脈。肺氣衰敗而然也。瀉利多弦滑之脈。脾腎津液已傷也。此又不得通以火論矣。

濇

濇脈為陰。往來艱難。動不流利。狀如輕刀刮竹。如雨沾沙。如病蠶食葉。參伍不調。主傷精亡血之病。為血痺。為寒濕入營。為心痛。為脇痛。為解㑊。為反胃。為亡陽。為腸結。為憂煩。為拘攣。為麻木。為無汗。為脾寒食少。為二便不調。為四肢厥冷。男子傷精。女子失血。又為不月。為胎病。為溲淋。亦為氣滯。凡見濇脈。多因七情不遂。營衛耗傷。血少而氣不波瀾。其在上則有上焦之不舒。其在中下則有中下焦之不運。在表則有筋骨之疲勞。在裏則有精神之短少。經曰脈弱以濇。是謂久病。然亦有不同者。或人禀賦經脈不利。或七情傷懷莫解。或過服補劑。以致血氣壅盛。或飲食過度不即運化。或痰多而見獨濇。或久坐久卧。體拘不運。此又非主於傷精亡血之病也。至於虛勞細數而濇。或兼結代死期可卜。凡診此脈。須察病機。庶無誤治。

脈法云濇為血少。亦主傷精。寸濇心痛。或為怔忡。關濇陰虛。因而中熱。右關土虛。左關脇脹。尺濇遺淋。血利可決。孕為胎脈。無孕血竭。金匱云寸口脈浮大。按之反濇。尺中亦微而濇。知有宿食。有發熱頭痛而見浮濇數盛者。陽中霧露之氣也。霧傷皮腠。濕流關節。總皆脈濇。但兼浮數沉細之不同耳。有傷寒陽明腑實不大便而脈濇。温病大熱而脈濇。吐下微喘而脈濇。水腫腹大而脈濇。消癉大渴而脈濇。痰症喘滿而脈濇。病在外而脈濇。皆脈症相反之候。平人無故脈濇。貧窘之兆。尺中蹇濇。則艱於嗣。又濇有血燥。亦有氣虛。故有虛濇。有實濇。有尺寸之濇。有浮沉之濇。自尺至寸。前進屢蹶此多由血液耗竭經隧不利也自沉至浮外鼓遲難此多由元陽衰弱動力不暢也又無論尺寸浮沉來勢艱滯但見應指有力即由於實應指無力即由於虛且脈之濇也乃於他脈中雜以數至之來難也非每至必濇也須察其不濇之至滑耶疾也數耶熱也遲耶寒也弦耶鬱也結耶血之凝也微弱耶氣之衰也細小躁疾耶火爍而液耗也再察其正濇之至應指之有力無力而虛實無不瞭然矣

滑濇並見之脈

素問脈要精微論曰濇者陽氣有餘也滑者陰氣有餘也靈樞邪氣藏府病形篇云滑者陽氣盛微有熱濇者多血少氣微有寒脈經又以滑為多血少氣濇為少血多氣言若兩歧理實一貫蓋氣之力大於血血為其所鼓動而無留滯故滑為氣盛也血滯而氣不足以行之則血壅而見多矣故濇為多血少氣猶曰形瘦脈大胸中多氣者死豈真有多氣而死正以氣壅而不通耳此靈樞之義也血主濡之氣主呴之氣為陽熱能耗血者

也。滑則津液充溢。熱勢不能耗之。故陰有餘也。濇則陰虛陽往。衛降營竭。血液為壯火所灼。而不能充滿流動矣。故陽有餘也。陰有餘故多血少氣。陽有餘故少血多氣也。此素問與脈經之義也。二脈相反。不能並見。平人氣象論。尺濇脈滑。謂之多汗。此指尺之皮膚。非並見於脈也。然中藏經虛實論曰。診其左右尺中脈滑而濇者虛也。巢氏腸癰候曰脈滑濇者。小腸癰出血者也。至於難經所謂熱病之脈。陰陽俱浮。浮之而滑。沉之散濇者。其為並見益屬無疑。夫脈固有浮之拍拍擊手似洪滑。沉之來難不調似濇。此主氣熱血虛也。華氏此論其殆此耶。亦有浮之來難不調。沉之漉漉似滑疾。此氣鬱於血。血分熱沸也。巢氏所論其殆此耶。凡癰疽既已出血。浮滑沉濇者逆。沉滑浮濇者順。但養液清熱。和榮衛。自復矣。且濇脈乃於他脈中。雜以數至之來難也。若每至必濇。則脈亂死矣。故濇脈必有兼脈。其氣弱血燥而虛濇者。兼見之脈。多在軟弱一邊。其氣鬱血滯而實濇者。兼見之脈。多在洪滑一邊。方其濇時。脈氣未能暢達。一達則湧沸而上也。

此二脈所以多兼見也。又二脈主病畧同，而有寒熱虛實之相反，如宿食凝痰瘀血等症，寒則濇，熱則滑；久則濇，新則滑；虛則濇，實則滑。故趙晴初曰：滑脈多主痰，以其津液壅盛也。然有頑痰阻塞氣機，脈道不利，反見脈濇者。開通痰氣，脈濇轉滑，見之屢矣。即仲景論宿食脈，亦或言滑數，或言緊濇。寒滯冷積則濇，縕熱化痰則滑也。故脈經曰：脈緊而滑者吐逆，小弱而濇者胃反。胃反必吐逆也，而滑濇異脈者，實熱與虛寒異本也。尺脈滑而疾為血虛，尺脈濇下血，下利多汗，下血必虛血也。而滑濇異脈者，濇為本脈，其滑而疾者，陰虛陽往衛降營竭，所謂陰虛生內熱者也。中藏經以滑為虛，此其義也。

璜按：滑濇二脈本屬相反，而此能於滑濇相兼，發出其所以然之故，語語深合經旨，得未曾有。試問專讀時行脈訣者，能有此神悟耶？故醫者於脈學宜抗心希古，尤宜實地經驗，正為此也。

實脈

實脈者，浮沉皆得。大而且長，應指愊愊然不虛也。經曰：血實脈實。曰：脈實者，水穀為病。曰：氣來强實，是謂太過。蓋實主火熱有餘之症。或發狂譫語，或陽毒便結，或咽瘇舌强，或脾熱中滿，或腰腹壅痛，或平人實大，主有痢疾，宜先下之。或癰疽脈實，急下之，以邪氣在裏故也。急宜通腸發汗，以解緊苛之火。又有如實之脈，久病得此，孤陽外脫，脈必先見弦數滑實。故書云：久病脈實者凶。其可療以消伐之劑乎？更有沉寒內痼，脈道壅滯而堅牢如實，不得概用涼劑，但温以薑桂之屬可也。又有真陰大虧，燎原日熾，脈見關格，洪弦若實，法幾窮矣，尚可清涼乎？以上三症，皆假實脈，非真實脈也。通一子云：表邪實者，浮大有力，以風暑寒濕外感於經，為傷寒瘴瘧，為發熱頭痛鼻塞頭瘇，為筋骨肢體痠疼癰疽等症。裏邪實者，沉實有力，因飲食七情內傷於臟，為脹滿，為結閉，為癥瘕，為瘀血，為腹痛，為痰飲，為喘嘔咳逆等症。火邪實者，洪實有力，為諸實熱等症。寒邪實者，沉弦有力，為諸痛滯等症。凡其在氣在血，脈有兼見者，當以類求。然實脈有真假，真實者易知。假實者易誤。故必問其所因而兼察形症。必得其神。方為高手。通一子之論。殆亦恐人以如實為真實乎。

張石頑曰。實在表則頭痛身熱。實在裏則䐜脹腹滿。大而實者。熱由中發。細而實者。積自內生。在傷寒陽明不大便而脈實。則宜下。下後脈實大。或暴微欲絕。熱不止者死。厥陰病下利脈實者下之死。下利日十餘行。脈反實者死。病脈之逆從可見矣。蓋實即是石。石為腎之平脈。若石堅太過。劈劈如彈石狀。為腎絕之兆。其消癉鼓脹堅積等症。皆以脈實為可治。若泄而脫血。及新產驟虛。久病虛羸。而得實大之脈。良不易治也。

周徵之曰。內經言邪氣盛則實。此實字所賅甚廣。必有兼脈。非正實脈也。凡實熱者脈必洪。但洪脈按之或芤。實寒者脈必牢。但牢脈專主於沉。正實者浮沉和緩。則寒不甚寒。熱不甚熱。此正盛邪微之實脈也。若夫虛寒者細而實。即緊脈也。積聚者弦而實。或濇而實。孤陽外脫而實者。即脈經所謂三部脈如湯沸者是也。皆兼他脈。此邪盛正敗之實脈也。大抵實脈主有餘之病，必須來去有力有神，若但形體堅硬而來往怠緩，則是純陰之死氣矣。

虛脈

虛脈者，正氣虛也，無力也，無神也，有陰有陽。浮而無力為血虛，沉而無力為氣虛，數而無力為陰虛，遲而無力為陽虛。雖曰微濡遲濇之屬皆為虛類，然無論二十八脈，但見指下無神，便是虛脈。内經曰：按之不鼓，諸陽皆然，即謂此也。故凡洪大無神者，即陰虛也；細小無神者，即陽虛也。陰虛則真水虧殘，龍雷易熾，而五液神魂之病生焉，或盜汗，或遺精，或上下失血，或驚冲不寧，或咳嗽勞熱。陽虛則火土受傷，真氣日損，而君相化源之病生焉，或頭目昏眩，或膈塞脹滿，或嘔惡亡陽，或瀉痢疼痛。救陰者壯水之主，救陽者益火之源。漸長則生，漸消即死。虛而不補，元氣將何以復？此實生死之關也。醫不識此，何望其他？

三昧曰：叔和以遲大為軟，為虛。每見氣虛喘乏，有虛大而數者，且血虛脈虛。仲景云脈虛身熱得之傷暑。東垣云氣口虛大。內傷於氣。虛大而時顯一濇。內傷於血。凡血虛非見濇弱。即弦細芤遲。蓋傷暑脈虛為氣虛。弦細芤為血虛。故脈芤及尺中微細者。為虛勞亡血失精。平人脈虛微細者。善盜汗出也。慎齋有云洪大而虛者防作瀉。此脾家氣分之病。大則氣虛不歛之故耳。

璜按西醫以脈之虛實為與脈之大小同。此誤也。虛實以脈之有力無力言。大小以脈道之廣狹言。不得混視也。且大小兩脈。均有虛有實。以之體察病情。亦均有不同之點。在西醫不過謂動脈系內血液減則脈小。心左室肥大則脈大。以此斷心臟機能之强弱。然試問脈不有小而實。不有大而虛者乎。若僅拘於形質之末。則失之遠矣。

弦脈

弦從肝化。可陰可陽。其狀端直以長。若箏弓弦。從中直過。挺然指下。體為陽中陰。臟司肝。時屬春。運主木也。經云輕虛以滑者平。實滑如循長竿者病急勁如新張弓弦者死。戴同父云：弦而軟者其病輕，弦而硬者其病重。純弦為負死脉也，弦緩平脉也，弦臨土位克脉也，弦見於秋反克脉也。春病無弦，失主脉也。其病主諸瘧、支飲、懸飲、頭痛、鬲痰、寒熱、癥瘕，尺中陰疝，兩手拘攣。通一子云：為血氣不和，為氣逆，為邪勝，為肝强脾弱，為宿食，為寒熱，為疼痛，為拘急。右關見弦，胃寒腹痛，若不食者，木來尅土，必難治。此則大概脉與病符也。又有如弦之脉，本非真弦，而或兼見，或相類。弦固類細，而細則如絲綫之應指；弦又類緊，而緊則如轉索之不絕，為體固異，主病亦殊。緊為諸痛，依稀若弦之無力，其安可紊哉。弦兼洪為火熾，弦兼滑為內熱，弦兼遲為痼冷，弦不鼓為藏寒，弦兼濇秋逢為老瘧，弦兼細數主陰火煎熬，精髓血液日竭，癆瘵垂亡之候也。若諸失血而見弦大為病進，見弦小為陰消，痰清見弦為脾土已敗，真津上溢，非痰也。又有似瘧，陰陽兩虧，寒熱往來，脉亦見弦，急扶真元，亦有生者，若誤作瘧治，必枉死於見病治病之舛謬也。大要弦脉而病屬經者易治，屬府者難治，屬臟者不治。

通一子云諸病見此總非吉六脈皆弦必是凶脈法云弦為肝風主痛主瘧主痰主飲弦居左寸心中必痛弦居右寸胸及頭痛左關弦兮痰瘧癥瘕右關弦兮胃氣疼痛左尺逢弦飲在下焦右尺得弦足攣疝痛又云浮弦支飲沉弦懸飲弦數多熱弦遲多寒弦大主虛弦細拘急陽弦頭痛陰弦腹痛單弦飲癖雙弦寒痼亦初學察病之一端也

張石頑曰弦為六賊之首最為諸經作病故傷寒壞症弦脈居多虛勞內傷弦常過半總由中氣少權土敗木賊所致但以弦小弦多以證胃氣之強弱弦實弦虛以證邪氣之虛實浮弦沉弦以證表裏之陰陽寸弦尺弦以證病氣之升沉無論所患何證兼見何脈但和緩有神不乏胃氣咸為可治若弦而勁細如循刀刃弦而強直如新張弓弦如循長竿如按橫格此皆弦無胃氣不可治也又傷寒以尺寸俱弦為少陽受病如弦而兼浮兼細為少陽之本脈弦而兼數兼緩即有入府傳陰之兩途若弦而兼之以沉濇微弱得不謂之陰乎又傷寒脈弦細頭痛發熱者屬少陽此陽弦

頭痛也。陽脈濇陰脈弦。法當腹中急痛。此陰弦腹痛。皆少陽部位也。凡表邪全盛之時。中有一部見弦。或兼遲兼濇。便是夾陰。急宜溫散汗下。猛劑咸非所宜。即非時感冒。亦須體此。至於素有動氣怔忡。寒疝腳氣。種種宿病。而夾外感之邪。於浮緊數大中。委曲搜求。弦象必隱於內。多有表邪脈緊。於緊中按之漸漸減少。縱之不甚鼓指。便當作弦脈例治。於浮中按之斂直。滑中按之搏指。沉中按之引引。濇中按之切切。皆陰邪內伏。陽氣消沉。不能調和。而顯弦直之狀。良非客邪緊盛之比也。不可不察。

緩脈

緩脈主乎中。應乎肌肉。陽寸陰尺。上下同等。不浮不沉。不大不小。不徐不疾。不微不弱。和緩有力。鼓指有神。如絲在經。不卷其軸。又如微風輕颭柳梢。蔡西山曰。意思忻忻。難以名狀。四時五臟得此。為有胃氣。其體屬天地之交。陽中有陰。陰中有陽。不分男女老幼。人身得此。氣和神暢。百病得此不治自愈。然緩有二。此乃有胃氣雍容和緩之緩也。又有緩遲之緩。緩縱之緩緩弱之緩緩遲者傷濕也緩縱者風熱也緩弱者氣虛也緩而兼濇者血虛也浮緩者風傷經絡沉緩者濕傷藏府洪緩者溼熱細緩者寒濕是皆有病之脈非真緩脈也尚有陰虛浮洪無力而緩陽虛沉細無力而緩是僅肖緩之體而未得緩之神也若弦居土位緩臨水宮蓋克脈也看此緩脈要察胃氣多少鼓擊高下去來遲速便得真確悟從心解未可一診了事也脈法云右寸浮緩風邪所居左寸濇緩少陰血虛左關浮緩肝風內鼓右關浮緩土弱濕侵左尺緩濇精宮不及右尺緩細真陽衰極通一子云緩脈有三從容和緩浮沉得中此平人之正脈若緩而滑大有力者多實熱如內經所言者是也為煩熱為口臭為腹滿為癰瘍為二便不利或傷寒溫瘧初愈而邪熱未清者多有此脈緩而遲細者多虛寒為陽虛為胃寒為氣怯為疼痛為眩暈為脾弱為痿厥為怔忡健忘為飲食不化為鶩溏飧泄為精寒腎冷為小便頻數女子為經遲血少為失血下血凡諸瘡毒外證及中風產後但得脈緩者皆易愈

洪脈

浮洪表熱多由陰虛沉洪裏熱多為寒束前人言之矣更有中洪之脈浮沉俱見細弱獨中候形體寬大應指有力此主脾陽不足中氣不暢胸滿腹脹之症大致病根總由於濕兼數則熱兼遲則寒濕寒而脈洪者正以氣鬱中焦陰霾充塞陽氣不得宣行通暢清濁升降不分也此東垣升陽除濕湯之症治也大抵洪脈本屬大熱其熱為寒濕所鬱者中間必隱帶一分弦意若夫陰虛陽陷內熱鬱蒸脈見中洪則不必兼弦矣楊粟山曰溫病邪從內發其脈不浮不沉中得洪長滑數重濁不清此津液枯乾內熱蘊結不散脈見中洪者也高鼓峯曰有一種脈重按有力卻不弦緊從肌肉滲開漫無界限此近於浮洪豁大是陰亡也此即所謂喘脈滿指虛動不見正形不見邊際若按之有力屬實是肝腎之血熱按之空豁無力屬虛是肝腎之陰燥也實宜苦寒虛宜甘潤此陰虛之中洪脈也又嘗見陰虛內熱陽陷入陰血熱沸騰證見小便熱赤大便秘結五心悗熱氣短

食少。脈来沉弦滑數。應指有力。實大異常。喻嘉言論熱入血室曰。血熱交併則脈見洪盛是也。此陰虛之沉洪脈也。投清熱養液。佐以宣疏畧兼健脾。提出陽氣。出陰歸陽。脈乃漸見和平。故葉天士曰。養陰不在補血。而在生津。王孟英謂為增水行舟之法。凡洪大之脈。不宜空。以其正氣當盛也。不宜過實。以其邪氣向外也。空則根不堅。實則邪內痼矣。

此外又有如洪之脈。乃陰虛假熱。陽虛暴證。脈雖洪大。按之無力。不得投以涼劑。致敗胃氣。又人臨死從陽散而絕者。脈必先見洪大滑盛。此真氣盡脫於外也。不可不察。

細脈

細脈如微而常有。細直而軟。若絲綫之應指。宜於秋冬老弱。為血氣兩衰之象。或傷精泄汗。或濕氣下侵。或泄利脫陰。或丹田虛冷。或胃虛腹脹。或目眩筋痿。脈經云。細為血氣衰。有此症則順。否則逆。故吐衄脈沉細者生。憂勞過度者。脈亦細。治宜温補。春夏少壯。俱忌細脈。謂其與時不合。與形不合也。至如細之脈。或因暴受寒冷極痛壅塞經絡。致脈沉細不得宣達。是細不得概言虛而誤施溫補固結邪氣也。又有勞怯困怠脈見弦細而數。蓋弦主氣衰細主血少。數主虛火煎熬奄奄將斃醫於此時尚欲清之平之良可慨矣高鼓峯曰細脈必沉但得見滑即是正脈平人多有之若見弦數。即是枯脈。六府內絕不治。脈法云細主氣衰。諸虛勞損細居左寸嘔吐氣怯。細入左關肝陰枯竭細入右關。胃虛脹滿左尺見細洩利遺精右尺見細下元冷憊

三昧曰內經細脈諸條如細則少氣。細而附骨者積也。尺寒脈細謂之後泄。頭痛脈細而緩為中濕種種皆陰邪為患。故胃虛少食冷涎泛逆便泄腹痛自汗失精皆有細脈。且以兼浮兼沉在尺在寸。分別裁決。如平人脈來細弱。皆憂思過度內戕真元所致若形盛脈細少氣不足以息及病熱脈細。神昏不能自持。皆脈不應病。法在不治。

長脈

長脈不大不小迢迢自若如循長竿末梢為平如引繩如循長竿為病長有三部之長有一部之長此以形體言也有來往之長謂來有餘韻也心脈長神强氣壯腎脈長蒂固根深經云長則氣治短則氣病長主於肝短主於肺皆平脈也反此則為有餘之病非陽毒癲癇則陽明熱深若長而緩百病皆愈大概雖主乎病亦屬輕淺之症其有如長之脈或鰥寡思色不遂心肝兩部則洪長而溢魚際此是七情為患而非有邪之脈也或癲疝而左尺偏長是又宿疾留經而非無病之脈也或寒入經府六部細長不鼓此非投以辛熱不能蠲除若細長而鼓又須清解靈變在人耳看得長脈多有兼見不得偏執謂悉無病但病得此終非死脈老人兩尺沉長滑實壽可期頤且徵瓜瓞之盛若短脈不及本位應指而回不能滿部主病為内虛為喘滿氣促為胃氣弱為頭腹疼諸病見短難治為真氣不足是又與長為霄壤之判矣

正眼曰舊說長脈過於本位久久審度而知其必不然也寸而上過則為

溢尺而下過則為覆關而上過即寸下過即尺故過於本位義所不安也惟其狀如長竿齊起齊落首尾相應非若他脈之上下參差首尾不勻也

短脈

短脈尺寸俱短而不及本位不似小脈之三部皆小弱不振伏脈之一部獨伏匿不前也經曰短則氣病良由元氣阨塞不能條暢百脈或因痰氣食積阻礙氣道所以脈見短濇促結之狀亦有陽氣不充而脈短者所謂寸口脈中手短者曰頭痛是也仲景曰汗多重發汗亡陽譫語脈短者死脈自和者不死又少陰脈不至腎氣絕為尸厥又傷寒六七日大下後寸脈沉而遲手足厥冷下部脈不至咽喉不利唾膿血者難治戴同甫曰短脈只當責之於尺寸若關中見短是上不通寸為陽絕下不通尺為陰絕矣曷知關部從無見短之理昔人以六部分隸而言失之矣

脈血脈也其所以動者氣也氣充滿於脈管中則首尾齊起齊落故形見長氣虛不能充貫於脈則氣之來也鼓指有力氣過之候心房懈緩不能

應指矣。故其形似斷非斷。而見短也。經曰。短則氣病。於此益明

緊脈

緊脈形如轉索無常。有左右彈人手之象。又如切繩。乃熱為寒束之脈。故急而不甚鼓。暴病見之為腹痛身疼。寒客太陽。或主風痙癇症。在尺陰冷腹疝。在關心腹沉痛。在左緊盛傷寒。在右緊盛傷食。急而緊者是遁尸。數而緊者主鬼擊。緊數在表為傷寒發熱。為渾身筋骨疼痛。頭痛項強。為咳嗽鼻塞。為瘴瘧。沉緊在裏為心腹疼。為胸腹脹滿。為中寒逆冷。吐逆出食為風癇反張。為痓癖。為瀉利。為陰疝。女子為氣逆經滯。小兒為驚風抽搐若中惡浮緊。咳嗽沉緊者。皆主死。此證與脈反也。又有如緊之脈。乃傷寒陰症絕陽。七日九日之間得此脈。仲景曰。脈見轉索者即日死。蓋緊本屬病脈。而非死脈。但有新久之異。便有死生之分。不可不察。

張石頑曰。緊為諸寒收引之象。亦有熱因寒束而煩熱拘急疼痛者。如太陽寒傷營症是也。然必人迎浮緊。乃為表症之確候。若氣口盛緊。又為內

傷飲食之兆。金匱所謂脈緊。頭痛風寒。腹中有宿食也。而少陰經中、又有病人脈陰陽俱緊反汗出者亡陽也。此屬少陰。法當咽痛而復吐利。是為緊反入裏之徵驗。又少陰病脈緊至七八日下利而脈暴微手足反溫脈緊又去為欲解也。雖煩熱下利必自愈。此即緊去人安之互辭。不可下脈證中。則有脈來陰陽俱緊。惡寒發熱則脈欲厥。厥者脈初來大漸漸小。更漸漸大是其候也。此亦緊反入裏之互辭。因誤下而陽邪內陷欲出不入有此厥逆進退之象。故言欲厥。脈變而緊狀依然。非營衛離散乍大乍小之比。而脈法中復有寸口脈微尺緊其人虛損多汗。知陰常在絕不見陽之例。可見緊之所在。皆陽氣不到之處。故有是象。若脈至如轉索而強直不和。是但緊無胃氣也。豈堪引目乎。

張景岳曰。寒邪未解。脈息緊而無力者。無愈期也。蓋緊者邪氣。力者元氣。緊而無力。則邪氣有餘而元氣不足。何以逐邪。臨此證者。必使元陽漸充。則脈漸有力。自小而大。自虛而實。漸至洪滑。則陽氣漸達。表將解矣。若日漸無力。而緊數日進。危亡之兆也。

散脈

散脈舉之浮散。按之則無。去來不明。漫無根蒂。不似虛脈之重按雖虛而不至於散漫也。散為元氣離散之象。故傷寒咳逆上氣。其脈散者死。謂其形損故也。可知散脈為必死之候。然形象不一。或如吹毛。或如散葉。或如懸雍。或如羹上肥。或如火薪然。皆真散脈。見之必死。非虛大之比。經曰代散則死。若病後大邪去而熱退神安。泄利止而漿粥入胃。或有可生者。又不當一概論也。

瓚按古人云代散必死。夫代散何以死。死於心之行血。血已失其功用也。元海無根。無以鼓盪脈道。使之進行。則心房開闔之靈機已失。所云氣盡則死也。肺主氣。心主血。氣血俱病。頃刻告危。心肺最多猝死之症。古人多未見及。往往以散脈為脾腎之根本先絕。而不知其病機仍在心肺為病也。氣盡而心之運血不靈。則窒塞而死。西人於臨危之症。每用強心劑。殊有卓見。

弱脈

弱脈沉細而輭。按之乃得。舉之似無。不似微脈按之欲絶。濡脈按之若無。細脈浮沉皆細也。弱為陽氣衰微之候。夫浮以候陽。今取之如無。陽衰之明驗也。故傷寒首言弱為陰脈。在陽經見之。固屬陽氣之衰。經言寸口脈弱而遲。虛滿不能食。寸口脈弱而緩。食卒不下。氣填膈上。上二條一屬胃寒。一屬脾虛。故皆主乎飲食。又形作傷寒。其脈不弦緊而弱。太陽中暍身熱疼重而脈微弱。可見脈弱無陽。必無實熱之理。衹宜辨析真陽之虛。與胃氣之虛。及夏月傷冷水。水行皮中所致耳。在陰經見之。雖為合脈。然陽氣衰微已極。非峻溫峻補。諒難春回寒谷也。惟血痺虛勞。久嗽失血。新產及老人久虛。宜微弱。然必弱而和滑。可卜胃氣之未艾。若少壯暴病而見脈弱。咸非所宜。即證虛脈弱。而茍兼之以濇。即為氣血交敗。其能榮爨下之薪乎。

濡脈

濡脈虛輭少力。應指虛細。如絮浮水面。輕手乍來。重手乍去。不似虛脈之虛大無力。微脈之微細如絲。弱脈之沉細輭弱也。為中濕。為自汗。為冷。為痺。寸濡曰陽虛。關濡曰中虛。尺濡曰濕甚。為泄瀉。濡為胃氣不充之象。故內傷虛勞。泄瀉少食。自汗。喘乏。精傷痿弱之人。脈雖濡輭乏力。猶堪峻補峻溫。不似陰虛脫血。純見細數弦強。欲求輭弱轉不可得也。蓋濡弱之浮輭。與虛脈同類。但虛則浮大。濡則小弱也。濡脈之細小。與弱脈相似。但弱在沉分。濡在浮分也。濡脈之輭弱。與散脈相似。但散則從大而按之則無。濡則從小而漸至無力也。夫從小而漸至無力。氣雖不充。血猶未敗。從大而按之則無。氣無所統。血已傷殘。陰陽離散。將何所恃而尚望其生乎。以此言之。則濡之與散。不啻霄壤矣。

芤脈

芤脈浮大中空。按如葱管。芤為孤陽脫陰之候。為失血脫血。為氣無所歸。

為氣無所附。為陰虛發熱。為頭暈目眩。為驚悸怔忡。為喘急盜汗。芤雖陽脈。而陽實無根。總屬大虛之候。脈法云。芤脈中空。故主失血。隨其部位。以驗所出。左寸呈芤。心主喪血。右寸呈芤。相傳陰亡。芤入左關。肝血不藏。芤見右關。脾血不攝。左尺見芤。便紅之咎。右尺若芤。火炎精漏。相傳肺之官也。脈訣云。兩頭有。中間無。戴同父駁之曰。如是則寸脈下不至關為陽絕。尺脈上不至關為陰絕。死脈非芤脈也。此乃有意攻擊之詞耳。芤脈浮大而輭。舉指三關俱有。微按則指下無。而但動於每指之兩邊矣。此脈經之義也。重按之則三指指下全無。而但動於食指名指之兩頭矣。此脈訣之義也。即尺寸本位且無脈矣。豈但不至關耶。陰絕陽絕者。脈自不至關也。芤脈中間無者。按之使無耶。豈可溷耶。王子享曰。如浮而大。按之於指面之中下斷。語最明顯。史載之又謂芤脈如按環子內面。兩頭有。中間曲而缺。非謂絕也。此蓋指脈形寬大。指面不能盡壓脈上。故但指內缺而不動。指尖之外。猶曲而見動也。凡脈皆有微有甚。稍按之不及中候而斷之。芤之

甚也。為陰虛失精亡血盜汗。按至中候而斷者。仲景所謂芤而有胃氣也。禀賦弱者此為平脈。大病新瘥尤宜之。蓋此即濡弱之脈也

凡失精亡血脈必芤固矣。但芤而內外上下勻淨如一。來往不大者。可峻用溫潤以補其精血。若雖芤而中有一細勁綫。或寸關尺有一部獨大而鼓指。或來去大小不勻。此即虛中夾實。宜察其在氣在血。為寒為熱。設法疏之散之攻之驅之。攻補兼施。須量邪正虛實之淺深。以定其緩急輕重也。

微脈

微脈纖細無神。柔弱之極。乃血氣俱虛之候。為惡寒。為恐懼。為怯弱。為少氣。為中虛。為脹滿。為嘔噦。為泄瀉。為虛汗。為食不化。為腰腹疼痛。為傷精失血。為眩暈厥逆。此雖氣血俱虛。而尤為元陽虧損。最是陰寒之象。脈法云。左寸驚怯。右寸氣促。左關寒攣。右關胃冷。左尺得微。髓竭精枯。右尺見微。陽衰命絕。此按部位以察病也。夫微脈輕取之而如無。故曰陽氣衰。重

按之而如無。故曰陰氣竭。長病得之多不救。謂其正氣將絶也。卒病得之或可生。謂其邪氣不至深重也。

微為氣血兩虛之候。而考諸經旨。屬血虛者尤甚。夫亡陽亡陰。皆有微脈。靈樞終始曰。少氣者脈口人迎俱小。而不稱尺寸也。陰陽俱不足。補陽則陰竭。瀉陰則陽脱。如是者可將以甘藥。不可飲以至劑。脈經曰。脈小者血氣俱少。又曰。脈來細而微者。血氣俱虛。凡浮而極薄。卻非極細。應指無力而糢糊者。亡陰之微也。推其極則羹上肥也。沉而極薄且又極細。似見弦勁。應指無力。不甚糢糊者。亡陽之微也。推其極則蜘蛛絲也。極細極薄者血虛也。應指無力者。氣虛也。脈經曰。陽微則發汗。陰微則下利。又曰。陽微則不能呼。陰微則不能吸。呼吸不足。胸中短氣。傷寒論曰。脈微而惡寒者此陰陽俱虛。不可更發汗更吐更下也。此大法也。

動脈

動之為義。以厥厥動揺。急數有力而得名也。兩頭俯下。中間突起。極與短脈相類。但短脈為陰。不數不硬不滑也。主病為痛為驚為泄瀉為亡精。為失血。虛者傾搖。勝者自安。脈法云。右寸得動。自汗無疑。左寸得動。驚悸可斷。左關拘攣。右關脾痛。左尺亡精。右尺火迅。是可按部位以察病也。後世謂動脈徒診關部者。是泥於仲景脈見關上之文。殊不知仲景云陽動則汗出。明指左寸屬心。汗為心液。右寸屬肺。肺司皮毛。故主汗出也。陰動則發熱。明指左寸見動。真水不足。右尺見動。相火虛炎。故發熱也。且素問曰。婦人手少陰脈動甚者。姙子也。夫手少陰非隸於左寸者乎。龐安常強分關前關後。尤不足據矣。大抵動脈在諸脈中最為搏擊有力。是陰欲伏陽而陽不肯伏。故為百病之善脈也。乃有如動之脈。指下散斷。圓堅有形無力。此真陽已熄。陰氣凝結。而大氣不能接續。如心脈之如循薏苡。如麻豆擊手。按之益躁疾。非心陽散歇。而不返者乎。王叔和曰。左脈偏動。從寸至關。關至尺。處處動搖。各異不同。其病仲夏得之。是心氣不揚也。若旱為善治。桃花落。陽氣伸。當不至死矣。夫動脈以滑而兼緊。滑為陽強。緊為陰實

故宜起伏暴跳鼓搏有力若堅硬斷散不見起伏此陰結無陽雖與牢脈長短不同而大體則無以異矣

伏脈

伏脈更深於沉須推筋著骨細尋方見主寒凝經絡藏府或霍亂吐瀉腹疼沉困或宿食沉畜或老疾膠固或厥逆重陰宣陽溫裏急宜着力傷寒太陽初症得此最為吉兆李瀕湖曰傷寒一手伏曰單伏兩手伏曰雙伏不得謂為陽症見陰脈也乃以火邪內鬱不得發越陽極似陰故脈伏必有大汗而解正如久旱將雨六合陰晦雨後庶物皆蘇之義又夾陰傷寒先有伏陰在內外復感寒陰盛陽衰四肢厥逆六脈沉伏須服薑附及灸關元脈乃復出也若太谿衝陽皆無脈者必死以上皆正伏脈也又有如伏之脈乃病久陰陽兩虧脈見斷續沉隱或見或隱真氣隨亡豈初病可用消散之比乎此乃脫脈非伏脈也至有暴驚暴怒暴厥亦見沉伏少待經盡氣復不治當自愈通一子云如有如無附骨乃見此陰陽潛伏阻隔

閉塞之候。或火閉而伏。或寒閉而伏。或氣閉而伏。為痛極。為霍亂。為疝瘕。為閉結。為氣逆。為食滯。為憤怒。為厥逆。為水氣。凡伏脈之見。雖與沉微細數相類。而實不同。蓋脈之伏者。以其本有如無。而一時隱蔽不見耳。此有胸腹痛極而伏者。有氣逆於經。脈道不通而伏者。有偶因氣脫不相接續而伏者。然此必暴病暴逆乃有之。調其氣脈自復矣。若此數者之外。其有積困綿延。脈本微細。而漸至隱伏者。此自殘燼將絕之兆。安得尚有所伏。脈法云。伏脈為陰。受病入深。左寸血鬱。右寸氣鬱。左關脈滯而痛。右關寒凝水穀。左尺氣疝。右尺火鬱。各應部位。學者消息。

伏者氣閉也。非氣脫也。若全身脈沉。則亦氣閟而死矣。故寸關之脈既伏。則尺中之脈不可伏也。頭面之脈既伏。則心腹之脈不可伏也。兩手之脈既伏。則趺陽太谿之脈不可伏也。既伏者無可診也。診其不伏之處。涌盛上爭。有踴躍之勢者。伏脈也。旋引旋收。轍亂旗靡。有反掣之意者。脫脈也。世謂伏脈推筋著骨而始見。是猶有可見。只可謂為沉之甚者。細之甚者微之甚者，而不得謂之伏。伏則兩手直不見脈也。主暴病實病。凡卒尸急痛者有之。若久病虛弱，不宜有此。故傷寒十三日以上不間，脈尺寸陷者危。陷者，突然脈沉小無力。此氣欲脫也。脈經曰：伏者霍亂。此氣閉也。難經以入尺為覆，為內關外格，陽乘之脈。覆即伏也。陽內閉而不出，陰外入以格拒之也。治伏者，只宜宣散，必無熱補。以其外陰內陽，陽伏於內，實有物焉而非虛也。故曰伏也。若內陰外陽而至無脈，是陰陽離絕，即脫矣。

脈經曰：心衰則伏。此伏字只是極沉而細者。西醫謂脈之動，以心動也。故脈不動者，心無氣也。故尸厥不知人，氣反則生，不反則死。又內經曰：肝脈驚暴，有所驚駭，脈不至若瘖，不治自已。此亦心氣乍失之象。故吾常謂伏者，有邪與正相迫，有正與正相迫。正與正相迫者，陰陽相爭而不相下，併行一道，血脈壅窒，不能旋轉，如兩人對行狹巷，抵觸而各不得進也。此升降乍亂，大怒甚恐者有之。若二氣有一偏盛偏衰，則讓開氣道，而不至於伏矣。邪與正相迫者，如大寒甚暑中之者，卒不知人，是邪氣猛來，心力被過血絡不得通行正氣尚能格拒也此人元氣必實若不實則邪氣侵正氣散矣故伏者陰陽邪正力能相敵而然也故伏脈無虛病治伏脈無補法即如傷寒有通脈四逆症此元陽大虧陰邪上掩心君也伏而幾於脫矣藥用辛熱補中仍寓温散此與房室感寒脈伏者治法相同皆正氣內怯而脈伏伏脈之虛證也且不能純用温固況其他乎若不任温散即真脫矣故少陰病下利不止厥逆無脈用白通湯加豬膽汁服之脈微續者生暴出者死為其近於脫也若果伏脈何不可暴出乎

前謂診其身中有脈之處涌盛上爭者伏也旋引旋收者脫也此係指病氣已定寸口脈氣已伏之後言之若當病之乍起寸口脈氣未伏將伏之際診之指下總是旋引旋收漸漸退縮之象此時膻中大氣方亂脫閉機括本尚未定其後有因閉而竟脫者有本脫而生氣一線未盡猶可挽回者若必欲於萬難分辨之中而曲為之辨則惟以形細而弦如絲髮梗梗有起伏者閉之象也形散而斷如麻子縈縈無起伏者脫之象也

牢脈

牢脈者弦大而長舉之減少按之實強如絃縷之狀不似實脈之滑實流利革脈之按而中空也為心腹疼痛為疝癩癥瘕為氣短息促為皮膚著腫叔微云牢則病氣牢固在虛症絕無此脈惟濕痓拘急寒邪暴逆堅積內伏乃有是脈歷考諸方不出辛熱開結甘溫助陽之治庶有克敵之功雖然固壘在前攻守非細設更加之以食填中土大氣不得流轉變故在於須臾可不為之密察乎若以牢為內實不問所以妄行迅掃能無實實虛虛之咎哉大抵牢為堅積內著胃氣竭絕故諸家以為危殆之象

牢脈挺長堅實不見起伏來去此陰冷固結之象肝腎二經氣冷血寒宜以猛熱急驅沉痼然有氣分血分之辨在血分者為癥瘕積聚有形之痞塊飲食寒冷之停滯與夫久受寒濕侵入筋骨者也在氣分者即肝腎冷氣為疝痛少腹引腰控睾也其輕者為胸腹氣結呼吸不暢也徐東皋謂牢脈按之不移素問示從容曰浮而弦者腎不足也即革脈亡血失精之

義又曰沉而石者腎氣内著也仲景腎著湯治腰重冷病如帶五千錢者即尺脈牢而長少腹引腰痛之義也寒濕内結不得陽氣以升發之象

吳鞠堂曰牢脈即西醫所謂硬脈也硬脈由抵抗指頭而得關於動脈壁硬固或緊張凡心臟肥大及腎臟萎縮恒見之鉛毒疝痛亦然腦膜炎及腦卒中之初期亦有見此脈者余謂諸凡病證皆腎臟萎縮之所自生也牢脈素問謂之腎不足仲景謂之腎氣内著與西醫所言萎縮腎若合符節惟腎氣萎縮則牽引陰筋而疝痛腎失功用則無以運精華之血於心動脈管乏血濡潤因之緊張而硬固腎生腦者也腎氣萎縮則乏清新之血以上供而腦病作矣西醫每謂脈只以候心不能候他臟腑獨此硬脈乃取以候腎誠不如我國診寸關尺為確鑿有據也故論脈法西醫粗而淺我國粹而精也

革脈

革脈者弦大而數浮取強直重按中空如鼓皮之狀為亡血為失精為半

産崩漏。為脹滿為中風為感濕嬰寧生曰。革乃變革之象雖失常度而按之中空未為真藏。故仲景厥陰例中。有下利腸鳴脈浮革者主以當歸四逆湯得非風行木末擾動根株之候乎。又云婦人則半産漏下。男子則亡血失精。金匱半産漏下。主以旋覆花湯得非血室傷敗中有瘀結未盡之治乎。其男子亡血失精獨無主治雲岐補以十全大補得非極勞傷精填補其空之謂乎。是以長沙直以虛寒相搏例之。惟其寒故柔和之氣失焉。惟其虛故中空之象見焉。豈得以革浮屬表不顧腎氣之内憊耶。

革浮堅牢沉實。在外感寒熱極盛之時得之。革即格陽牢即關陰。蓋尺寸陰陽也。浮沉亦陰陽也。溢於寸與溢於浮無異也。其來勢洶湧。而形體滑大者。或汗或下。猶可施治。若來勢怠緩無神。徒見形體堅搏勁急此死陰之氣。非尋常虛寒可比。峻用温補猶恐未能挽回大抵脈中革與散之浮牢與微之沉。皆虛實之極。致陰陽之偏絶。雖有神丹。百難救一。

錫瓚按素問云渾渾至如湧泉綿綿其去如弦絶死曰革至如湧泉流

出之甚也。綿綿其去流而不返。義如弦絶者。若弓弦琴瑟弦斷絶。不可再續義。故云死王貺曰革脈渾渾如湧泉。謂出而不返也。為陰氣隔陽又為溢脈。溢脈蓋自尺而出。上於魚際。離經無根本。又有覆脈自寸口下退過而入尺。皆必死。此等脈見於兩手或一手。難以逐部尋求。然愚臨症三十年。所遇此脈。大概脈管緊張擴大。如按鼓皮。其中甚空。症由色慾傷精使然。甚至房事甚久。而無真精可以泄出者。愚每以大補肝腎之藥加鹿茸愈之。

結脈

結脈指下遲緩。頻見歇止。止而復來。不似代脈之動止不能自還也。結為陰邪固結之象。越人云結甚則積甚。結微則氣微。言結而少力。為正氣本衰。雖有積聚。脈結亦不甚也。而仲景有傷寒汗下不解。脈結代心動悸者。有太陽病身黃脈沉結。少腹鞕滿。小便不利為無血者。一為津衰邪結。一為熱結膀胱。皆虛中夾邪之候。凡寒飲死血吐利腹痛癲癇蠱積等氣積不調之病多有結脈暴見即宜辛温扶正畧兼散結開痰脈結自退嘗見二三十至内有一至接續不上每次皆然而指下虚微不似結促之象此元氣驟脱之故峻用温補自復如補益不應終見危殆若久病見此尤非所宜夫脈之歇止無常須詳揭下有力無力結之頻與不頻若十餘至或二三至一歇而縱指續續重按頻見前後至數不齊者皆經脈窒塞陰陽偏阻所致蓋陰盛則結陽盛則促所以仲景皆謂為病脈

脈神曰脈來忽止止而復起總謂之結舊以數來一止為促促者為熱為陽極緩來一止為結結者為寒為陰極通謂其為血為氣為食為痰為積為癥瘕為七情鬱結浮結為陽邪在經沉結為積聚在内此固促結之舊説矣然細勘之促類數也未必熱結類遲也未必寒但見中止者總是結脈多由血氣漸衰精力不繼所以斷而復續續而復斷嘗見久病者多有之虚勞者多有之或誤用攻擊剋伐者亦有之但緩而結者為陽虚數而結者為陰虚緩者猶可數者更劇此可以結之微甚察元氣之消長最顯

最切者也至於留滯鬱結等病本亦此脈之症應然必其形強氣實舉按有力方為脈之鬱結也又有無病而一生脈結者此其素禀異常無足怪也舍此之外凡病有不退而漸見脈結者此必氣血衰殘首尾不繼之候速宜培本不得妄認為留滯

璜按脈停至多由心體之虛西醫亦有是說讀此彌益恍然

促脈

促乃數中一止此為陽極亡陰主痰壅陰經積留胃府或主三焦鬱火炎盛或發狂斑或生毒疽五積停中脈因為阻最不宜於病後若勢進不已則為可危五積者血氣痰飲食也若新病得此元氣未敗不必深慮但有如促之脈或漸見於虛勞垂危之頃死期可卜或暴作於驚惶造次之候氣復自愈脫陰見促終非吉兆腫脹見促不交之否促促脈則亦有死者矣脈法云左寸見促心火炎炎右寸見促肺鳴咯咯左關血滯右關食滯左尺遺精右尺熱灼此因部位以察病也

張石頑曰。促為陽邪內陷之象。經云。寸口脈中手促上擊者。肩背痛。觀上擊二字。則脈來搏指。熱盛於經之義。朗然心目矣。而仲景太陽例有下之後脈促胸滿者。有下之利不止而脈促者。有下之脈促不結胸者。有脈促手足厥冷者。上四條一為表未盡。一為併入陽明。一為邪去欲解。一為轉次厥陰。總以促為陽裏不服邪之明驗。雖症見厥逆。祗宜用灸以通陽。不宜四逆以回陽。明非虛寒之理。具見言外。所以溫熱發斑。瘀血發狂。及痰食凝滯。暴怒氣逆。皆令脈促。設中虛無凝。必無歇止之脈也。

璜按促脈多由陰傷熱爍。心房開閤有碍之故。痰食之說。殊不盡然。

代脈

代脈動而中止。不能自還。因而復動。名曰代。不似促結之雖見歇止。而復來有力也。代為元氣不續之象。經云代則氣衰。在病後見之。未為死候。若氣血驟損。元氣不續。或七情太過。或顛仆重傷。或風家痛家。脈見止代。只為病脈。傷寒家有心悸脈代者。腹痛心疼。有結濇止代不勻者。凡有痛之脈止歇。乃氣血阻滯而然。若不因病脈見止代。是一臟無氣。而他藏代之。真危亡之兆也。即因病脈代。亦須至數不匀者。猶或可生。若不滿數至一代。每次依數而止。此必難治。經謂五十動不一代者以為常也。以知五藏之氣。予之短期者。乍疏乍數也。又曰數動一代者。病在陽之脈也。洩及便膿血。此則陽氣竭盡無餘之脈耳。所以或如雀啄。或如屋漏。或如弦絶。皆為代脈。見之生理絶矣。惟姙娠惡阻嘔逆最劇者。恒見代脈。榖入既少。氣血盡併於胎息。是以脈氣不能接續。然亦二三月時有之。若至四月胎已成形。當無歇止之脈矣。

吳鞠堂曰結促代脈。西醫謂之不整脈。有一二休息時。毫不能觸知脈搏者。是名結代脈。一則以心臟收縮。刻期間歇。名缺止脈。一則以心臟收縮力。有一二微弱者。血液不能充分送入橈骨動脈故也。是名間歇脈。不整脈之一種。又有稱為交換脈。及二連脈三連脈四連脈者。前一種為大小二脈相交換。後數種則脈搏二至三至。或四至相連續。其次即為間歇見諸代償機有障礙之心臟病為最多。依西醫此說是脈之停止。由心臟收縮。心力微弱及心臟病有所障礙也。而我國則分為數時一止為促。緩時一止為結。止有定數謂代。治法均有不同。然起於心房間歇之差。西法較為直捷了當。脈書欺人之語。多有揣測而不足信者。總而言之。心筋衰弱最易見此脈。特化陽化陰為有異耳。

喘躁駛三脈

三脈前人皆以數該之。殊不知三脈有兼數者。有餘之實脈也。不兼數者。不足之敗象也。喘者自沉而浮。有出無入。來勢逼迫。至浮分即止而不見其氣之反吸也。氣之來也如吹管而不復吸入也。此命門元根上脫。久病虛羸失血脫泄之人忌見之。其兼數而實者。為痰火濕熱之病。應指振撼實大有力。出多入少也。內經曰赤脈之至也。喘而堅。有積氣在中。時害於食。名曰心痺。又曰脈至如喘。名曰氣厥。氣厥者不知與人言。此皆實而喘者也。躁者亦自沉而浮。來去如電掣。而不相連續。其來也有頃而一擊。其去也有頃而一掣一息不過四五至而無循環容與之意在虛勞久病與代散同論為其氣不相接也在新病實病為痰凝氣鬱與結濇同論大致是血液小而氣燥熱之象駛者自尺上寸如箭之直而迅而無浮沉起伏之勢在新病惟風寒咳嗽喘促者不足為忌若久病勞嗽及病困而見者多是元根欲脫也又有來勢略盛而遜於喘亦能吸入惟應指時有戰慄之意如左右彈者此主中氣不足為怔忡為用力過度為中焦停飲為經絡阻滯為元陽衰憊仲景曰脈見轉索者即曰死舊解隸之緊脈非也緊脈如轉索者如其轉之緊而勁也此如轉索如其索之動高下左右無定也即喘脈之無神者也

璜按應指戰栗如左右彈者此即西醫所謂憚力性隆起動脈當回復原狀而發生顫動者是也此等動脈管擴張之症恒有之

中華民國十一年六月初版

中西脈學講義二冊

定價洋八角

撰述者 同安 吳錫璜

校訂者 同安 蘇式經

發行者 上海 文瑞樓

蘇州 綠蔭堂

總發行所 上海文瑞樓書莊

诊断学讲义

伯端题

方澄

莊鉴

《诊断学讲义》引言

《诊断学讲义》为私立厦门国医专门学校教材之一，吴瑞甫撰，其子吴树萱、侄孙吴庆福校对整理。书前有海军厦门要港司令林国赓题词，吴瑞甫本人及其胞弟吴锡琮序文各1篇。吴瑞甫撰此书旨在“欲成一有统系之学术”，即构建完整的中医诊断学体系。书分25章，内容大致可分两部分，上半部分详论寒温和伏气的不同症状以及通常症、特异症、既往症、现在症的具体表现，下半部分详论各种诊断方法，在传统中医望、闻、问、切四诊基础上，新增许多西医诊法，如打诊“法以左手指紧贴病人身体之表面，以右手中指之第一关节，屈曲为直角形，在左手中指上，精细敲打，则能发生音响”，听诊中听肺泡呼吸音、气管呼吸音。

本讲义现存两个版本，第一个版本系厦门国医专门学校1936年铅印本，全1册，厦门大同印务公司印刷。与油印本相比，铅印本订正了油印本中的部分讹误，重新编排章节，但缺失了油印本中的部分内容，书后附录《参校门人姓氏一览表》。第二个版本系厦门国医专门学校油印本，1册，有残缺，印刷时间不详，题“诊断学讲义，吴瑞甫编”。卷首有吴氏自序1篇。据目录显示，本书共有25章，其中“三通常症、四特异症、五既往症、六现在症、九诊腹大法、二十二呼吸器之诊查、二十三血行器之诊查、二十四消化器之诊查、二十五泌尿器之诊查”缺失。在章节编排上，开始以“第一章”“第二章”为序，从“七诊经络大法”开始，页码从第1页重新排序。由此可见，油印本讲义并非一次性编写，而是即编即印，印好后随时分发给学生作为教材之用，是故章节杂乱，体例不一。

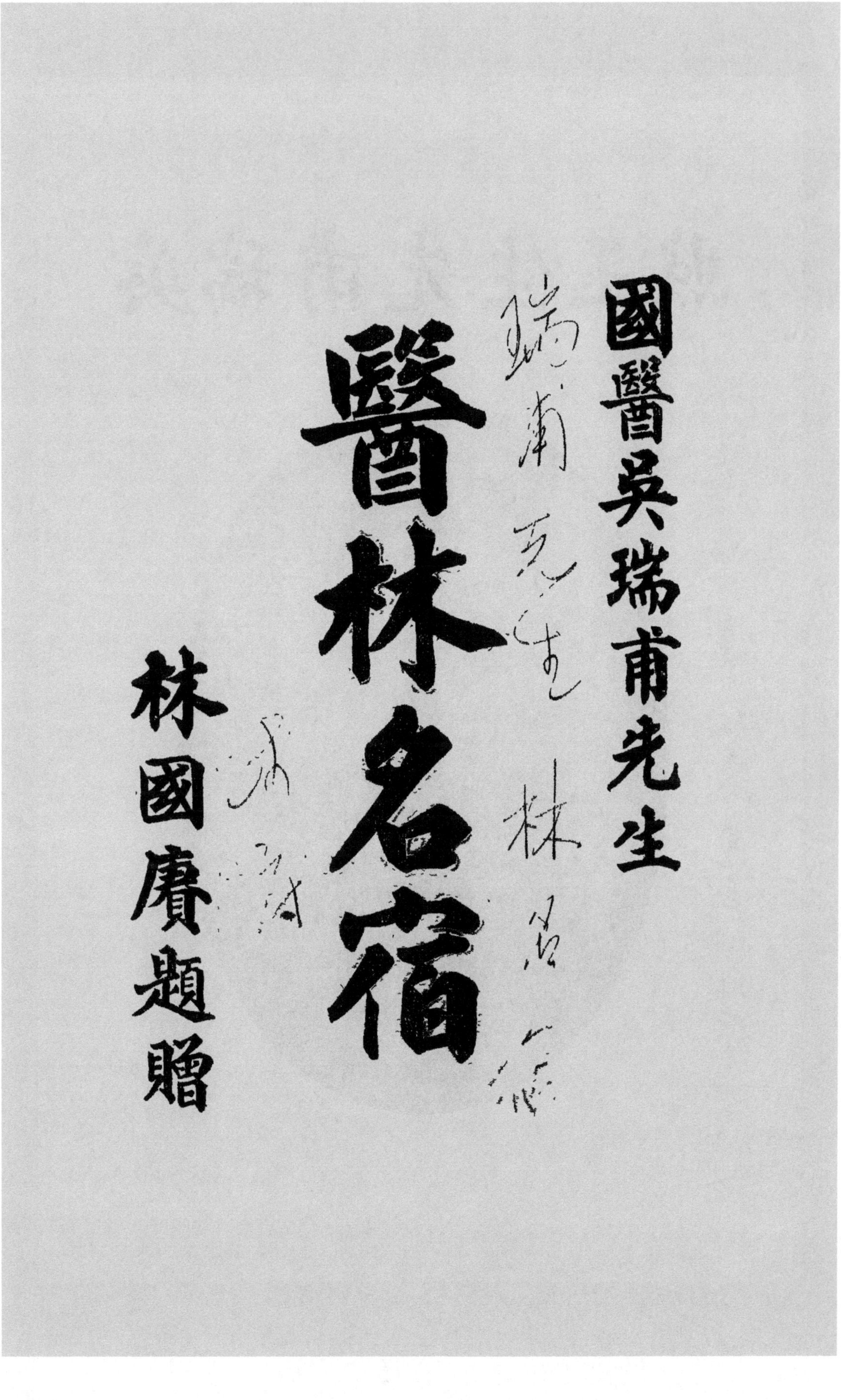

國醫吳瑞甫先生

醫林名宿

林國賡題贈

吴瑞甫先生玉照

吴瑞甫先生玉照

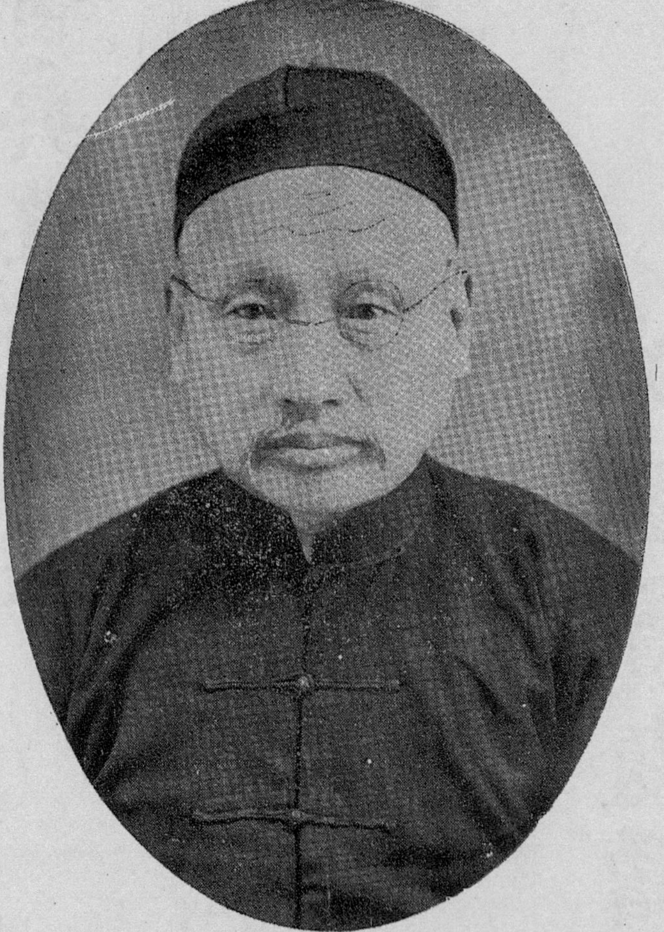

卅六年購於廈島鼓浪嶼[illegible]某旅社二樓[illegible]

序言

醫以愈病爲事也。欲愈病必先識病。審其病之從何疾患而起。是之謂原因。審其病之既往症若何。見在症若何。是謂之經過。審其病最後之狀況及脈候。以何者爲可治。何者爲不可治。是之謂豫後。合此三者。以之臨牀察病。便謂之診斷。我國醫學。舊名四診。而不謂之診斷。然其分別順逆。闡發其可治不可治之由。何一而非診斷。其不以診斷名篇者。非古人診法之疏也。因每一病必分門別類。綱舉目張。既合初中末以論治。則診斷自在其中。又何必多分名目。使學者惑於多歧耶。慨自西法東漸。習西醫者動譏我國無診斷學。其實非無診斷學也。重洋萬里。不徒風俗不同。言語飲食不同。即學術所從入之途。亦判若霄壤。究之各有練習之技能。亦各有見眞之實際。特病情萬變。風土各異。必不能以一方隅。所經歷磨練之才力心思。遂謂可泛應曲當也。試觀通商各埠。醫院林立。有中醫不能治。而西醫能治者。有西醫謂不可治。而中醫能愈之者。此無他。學術分歧。即歷練亦有種種之區別。互相攻訐。既屬無謂。卽畸輕畸重於其間。亦屬先入爲主之見誤之。而必非持平之論。難之者曰，中醫愈疾，有時且過於西醫。此僅言其結果。不求其所以然。自不得以結果與人爭論。噫，爲此說者殊太無謂。夫醫之要點。在乎愈疾。結果既能愈疾。且所投必愈。則其論症處方。已極精粹。縱所以然之故。與西說不合。亦不必削足就履。爭論何爲。難之者又曰，有人於此。質弱色蒼。久嗽潮熱。痰中帶血。六脈弦數。食肌俱減。無中無西。均曰癆症。而西醫尚不敢妄斷。必聽其音。叩其響。檢出其結核菌。然後定斷。若中醫診症不確。何以爲治。不思既見以上諸脈候。則癆症已屬明顯。縱未檢出結核菌。亦可定斷。聽音叩響等。特較詳細之檢查耳。未可以此爲中醫之疏闕也。乃者。

國府提倡醫學。既中西並重。西醫診斷。自較中醫精切。器具之測量。化學之檢查。亦可補中法所不及。第察目觀色。問聲審脈。辨症看舌。我國之診斷。亦具有特長。吾兄瑞甫有見及此。癸酉之冬。奉中央國醫館命。辦理國醫專門學校。所選述課徒之診斷學講義。以國醫學說爲主體。兼博採西說。而參以已意。使知國醫自古診察病情。各大聖大賢。具有嚴密之討論。非區區焉徒憑四診已也。特拘於國例。視軀體太重。少所解剖。且昔時乏顯微鏡之檢查。於微生物無從攷驗。此則時勢使然。非國醫之不求進步也。然讀皇漢醫學云。用仲景法。不必從事於殺菌。而病菌自然消滅。於以見古聖賢立法。通天地之故。類萬物之情。故能無所不包。非拘於形體之學者所能企及也。是書兼中西學說以會其通。達古今之變。而與時適宜。以之緜軒岐道脈。啓後學新知。將於是乎在。用特弁數語於簡端。

中華民國貳拾五年吳錫琮琦甫氏序於同安翠雲小舍

診斷學講義

閩同安吳錫璜瑞甫氏撰述
男樹萱姪孫慶福仝校

緒言

喻氏言。先議病。後用藥。言醫者必確知其病之所在。而後用藥得隨症以施療法也。夫治病莫先於識病。近觀西洋醫學。診斷病症。不厭求詳。其大要悉本於五神。五神者何。視神觸神聽神嗅神味神是也。吾人旣具此五神以爲媒介。更賴器械試藥之協助。遂得洞悉種ㄥ疾病之本性。其間有別爲視診者。凡形狀色相位置運動之能否。皆屬之。且有顯微鏡之檢查。有眼喉鏡耳鼻鏡膀胱鏡胃鏡之檢查。若夫血液尿咯痰胃腸內容物。則以化學爲檢查。心尖搏動。上腹搏動。肝脾臟肥大。及腋水腹部儲蓄游移者流。則以指頭或掌心觸診爲檢查。其由於內部器官。所含有空氣之量者。則以打診爲檢查。其由於身體內部所生之音響者。則以聽診爲檢查。此之謂西洋診斷學。而我國醫者除望聞問切四診外。每有檢察未周之處。讀張仲景序言云。相對斯須。便處方藥。慨吾國醫者診法之疏也。

考靈樞經脈篇。有診陽絡陰絡之色。其經別編。亦分十二經脈之部。各有經氣。則各有其證別。隋太素楊上善又著診絡診皮診筋診骨諸編。則診斷學。固我國舊有之國粹也　近代以來。醫學家日益求精。診腹診舌。察目驗齒。檢二便。辨症亦至詳且備。精於醫者合脈法外候以爲診察。每每切中病情。善愈危症。惜眞能辨症者寥寥無幾。自漢以下各方籍又多家自爲說。學醫者未能抉擇。入主出奴。互相攻詰。病家延醫。診斷紛歧。莫衷一是。此言何病。後醫一至。否認隨之。以致有識者譏爲無統系之學術。嗚呼。靈樞素問金匱玉函。微言大義。昭若日星。豈眞無統系之學術耶。夫家自爲說，我國方書之大病也。然敢筆之於書者。大半由閱歷經驗而來。故雖陳述病原。不免有舛錯之處。而苟病狀脈候。有所規仿。其收效也每匕恆有。所惜診斷學不講。舉凡推闡病原。往往模糊影響。爲世詬病。以致習東西醫者。動輒譏我國醫學爲理想。大率由診斷學之不講求。今欲成一有統系之學術。俾臨症得衷一是。不涉虛浮。則講求診斷學。實爲當務之急。試驗診斷學條目如下

第一章　寒溫之辨

一寒溫之辨

傷寒六經分治。各有提綱。大旨不分汗吐下溫清和六法·學西醫者妄爲診斷。謂傷寒卽小腸壞症。不思既爲小腸壞。便有腸窒扶斯菌；何以精於傷寒者。分別診斷。以爲在表。便可一汗而解。以爲在裏。便可一吐而解。以爲在胸。便可一吐而解。藥到病瘳。視小腸壞症必須三四星期。病始逐漸退出者。大相逕庭。則傷寒之非腸窒扶斯也明甚。余以爲腸窒扶斯。卽溫熱門中之重熱症。乃傳染病也。自應列諸傳染病中。若我國方書所言之寒溫病。乃氣候使然。茲且就其不同之點。鑒別如左。

一傷寒初起必惡寒無汗身體發熱雖厚衣重被仍覺惡寒

一溫病初起雖微惡寒但既發熱則惡寒自罷有時汗解有時雖汗而熱不除

一傷寒初起脈見浮緊若係惡風有汗則脈轉見浮緩

一溫病初起脈重按有力若係風溫則自汗咳嗽而脈見浮虛而數

一傷寒辨症分三陽三陰次第井然故治傷寒必分六經見症

一溫病不循經次上中下三焦見症各從其類故治溫病必以分別三焦爲主

一傷寒神昏譫語多主胃實但必自汗舌黃而脈洪大

一溫病神昏譫語或神氣昏沈而不語多主包絡但必舌絳或紫汗不多而脈虛數

第二章　伏氣症

二伏邪病症（說本伏邪新書）

感六經而即發病者。輕者謂之傷。重者謂之中。感六經而不即病。過後方發者。總謂之伏邪。已發者而治不得法。病情隱伏。亦謂之伏邪。有初感治不得法。正氣內傷。邪氣內附。暫時假愈。後仍復作。亦謂之伏邪。有已發治愈。而未能除盡病根。遺邪內伏。後又復發。亦謂之伏邪。夫伏邪。有伏燥。有伏寒。有伏風。有伏溼。有伏暑。有伏熱

伏燥

謹案燥爲次寒。乃秋氣傷人之症。即使化熱。亦不宜與熱症混同施治。庸醫每以秋後伏暑化熱之病。指爲秋燥。此大誤。讀此篇自當隅反。

面色如常。但中正印堂。年壽。兩頰等處。間有白氣。發於皮膚之裏。白而不繹。舌苔白腐。甚則僅如錢大一塊在舌中心。而四面如駁去者。或四面有白腐。而中心如挖去者。脈象短澀，浮取反覺小滑。胃脘常覺痞悶。此爲伏燥常見之形症

嘔吐翻胃。脘痛腸結汗下噎膈。無汗。或但頭出汗。此爲燥金邪氣伏於陽明之症。

當臍而痛。時作時止。痃癖癥結。脫營血枯。久則成乾血癆。此爲燥邪伏於陽明。日久不解傳入衝任之症。

虛痃血燥。日漸瘦弱嗆咳。寒熱似瘧。少腹拘急。似痛非痛。脅下疼痛。大肉削脫。脈芤虛短濇。此爲燥金邪氣。伏于厥陰血分。兼及衝任之症。

皮毛枯。津液槁。咳嗆咯血。天府穴痛。胸痛如夾。是謂燥金邪氣伏於手太陰肺絡。將發肺痿之症。

少腹兩旁。夾臍而痛。甚者不能直身。如伸直。則脾之大絡拘急。而痛更甚。糞若羊矢。此爲燥金邪氣。伏於陽明傳入足太陰脾絡之症。

伏寒

其人面色淡黑而黃。有青白氣。隱隱現於年壽山根額上兩顴。臥蠶等處。爪甲色淡不甚紅。舌苔薄白而潤。舌質淡。脈沉遲弦細而弱。痛者兼緊。痛甚则如新张弓弦。或兼结。食不甚消化。行动言语皆迟缓。神气消索。小便清长。此为伏寒常见之形症。

胃中热力不足。转为胃寒。饮食不消。胸闷脘胀。吐水。甚则腰以下如坐冷水中。喜热恶寒。此为寒邪伏于足阳明之症。

肠癖白痢。五更泠泻。少腹痛有定处。绵绵不已。非热熨不能解。此为寒邪伏于手阳明手太阳经之症。

少腹痛甚。奔豚上冲。为伏梁。为寒疝。为足筋拘挛。膝冷胫酸。感寒即发。此为寒邪伏于足厥阴经之症。

咳喘吐沫。感寒即发。此寒邪伏于手太阴肺之症。

女子天癸后期。短缩而少。少腹胯纹际酸痛。子宫虚寒。血凝经闭。则为癥结血膨。此为寒邪伏于冲任二脉之症。

伏风

其人面色如常。但鼻上山根年寿微现青气隐隐。卧蚕颧际亦微青白。爪甲青白。白睛帶青。舌苔浮而易去。舌質如雪青紡綢之兼青者。色暗不鮮。其脈紘緩。往來滑利。如波濤之湧。按之則芤。浮取則虛。神志蕩然。胸中嘈雜善飢。或有微惡風之狀。此伏風常見之形症。

風伏足陽明太陰脾胃。土受木尅。風氣疏土。運化轉速。時欲嘈飢。食已欲瀉。此卽內經春傷於風。夏爲飱泄之症。風入陽明之裏。腹痛喜按。飱泄不已。在小兒則成疳疾。在大人則成消食風消骨瘦。風伏脾絡。大人夾臍而痛。小兒臍風撮口。風伏肝絡。鼓盪痰飲。喘咳吐白沫痰涎。實者釀爲肺癰。風伏肝絡。發癇厥瘈瘲。眩暈抽搐。目睛斜視。風伏於陽明。內膝癢而虛腫。甚則自頭面起。偏身皆腫。風入膝眼犢鼻穴。發爲鶴膝風。膝腫屈伸不利。風入環跳穴。發爲附骨痛風。失治成附骨疽。風入衞陽。頭生白屑。面皮乾燥。漸及偏身。陰液不足者。發腎臟風。風入陽明頰車穴。酸痛。足不能張。爲骨嘈風。風入陽明肌肉。厥少陰筋骨。肌肉痳木。筋骨酸。爲風痺。化熱則爲白虎痛風。

伏濕

其人面色黃白。惟天庭兩太陽微暗。鼻有油垢皮膚潤澤。舌質淡。邊加鋸齒。苔無正色。黃白灰雜相混。其脈緩弱。沉取滑利。喜食香脆。惡飲。體重身困。此伏溼常見之形症。

寒熱如瘧。又似肺勞。午後熱甚。綿綿不已。或微咳。或不咳。口淡舌白滑。苔白胸悶飲入輒脹。食不消。腹脹。或自利溏瀉。小便不爽。脈右關寸緩。此爲溼邪伏兩太陰之症。

胃腸困乏。泄痢後重。腹痛時作時止。面浮右關寸緩。痢痛甚者。脈兼結。在小兒發爲疳疾。頭毛槁。腹大。化熱則嘈飢。時時欲食。食亦不多不消。食已而泄。此爲溼邪伏兩陽明足太陰之症。

脅下痛有止息善怒。女子經前腹痛。月事不爽色淡黃。男子疝瘕。脈左關寸右尺緩大兼數。舌苔黃灰而膩。此溼邪兼熱。伏於二厥陰經之症。

眼白睛黃。舌黃灰而膩。脈右關寸緩大而數。此溼邪兼熱。伏於太陰足陽明之症。

小便溷濁小腹脹。腰以下如坐水中。面色黃而暗。如油垢狀。脈兩尺緩大。此溼邪伏於足少陰腎經之症。

此症挾熱者。發爲陽黃。挾寒者。變爲陰黃。總之陽氣虛。陰液足者。易化爲寒溼。陰液虛。陽氣旺者。易變爲熱溼。陰陽平等者。溼熱本氣始終不變。亦有因藥而變者。不可不知。

伏暑

其症惡寒身熱氣虛。入暮熱甚。口或渴。或不渴。面色頟上黑暗。紫氣隱於皮膚之內。頭眩體痠。自汗。得汗。熱亦不退。其脈兩關寸虛大而芤。兩尺長大洪數。尺膚熱甚。舌苔白。舌色紅紫。此伏暑常見之形症。

入暮熱甚。似瘧非瘧。舌紅潤。口不渴。天明得汗熱退。入暮又熱。是暑邪深入少陽厥陰血分之症。

日晡咳甚肌熱。左寸𠮨虛。喉中乾。甚則氣喘。肺津告匱。則天府穴痛。咳引胸腹痛。毛槁髮焦。病名肺痿。脉左關弦數。嘔吐酸水。脅痛或渴。或不渴。此暑伏於足厥陰肝經之症。

舌苔薄白而滑。脉緩身重。或脉弦而大。無汗。或但頭汗出者。此爲暑兼溼氣。伏於兩太陰及陽明之症。

呑酸心悸脅痛。化熱。脉數大者。此爲暑兼溼氣。伏於足厥陰及陽明之症。

呑酸日久脅痛。變生停飲。脅下漉漉有聲。脉弦舌滑。此爲暑兼溼氣。伏於足厥陰太陰大絡之症。

暑邪伏久。深入足厥少二陰與足陽明經者。失治日久。陰液傷耗。大肉削脱。皮毛枯槁。脉弦濇而緊勁。或細若蝦游。發爲戰慄抽搐。角弓反張。此病候在西醫謂之腦病症狀。在我國則謂之痓症。

伏熱

其症惡寒頭眩身熱。形類傷寒。但身裏之熱甚於表。察其胸腹手足心液下膀內。較背項諸陽部更熱。不似傷寒表熱爲甚。日晡熱甚。日輕夜重。不若傷寒日夜綿綿。熱無退時。無輕重之別。有汗而熱不退。或汗出熱退。旋即復熱。不似傷寒表熱。可一汗而解。口或渴。或不渴。渴者在氣分。輕易治。不渴者在血分。熱深病不易解。脣燥。雖不渴而脣必乾燥。如豆腐皮米湯鍋焦狀。面雖黃暗。睛明二穴。鼻孔及法令額上。必有紫赤之色。隱於皮膚之裏。周身骨節酸。腰痛。此爲熱爍肝腎之狀況。胸悶。肺管中津液。與胃脘中胃汁。爲熱所爍。津液少。則胃肺之氣不滑利。故悶。自汗乃津液被熱逼走於皮膚。雖有汗。手足心必不達到。舌苔或白或黃。或紫絳。以此可別其在氣在血。頭眩乃熱上衝頂巔。脈浮沉皆數或洪大。因氣血受熱興奮使然。此皆伏熱常見之形症。

熱勢轉輕之診察

熱度表試之無定。或遞減。服清解方不渴轉渴。爲由血分出於氣分。汗出至脚。津液流通。表裏之氣暢達。可望熱漸次減輕。神氣清明。脈浮虛而漸緩。大解行而熱遞減。

熱勢轉重之診察

熱度表試之高熱。而有一定之熱型。甚或以次增加。雖不渴而津液大虧。齒如枯骨。脣舌皆燥。無汗表實。熱衝於腦。則頭重或大痛。或昏迷。大汗而熱不退。亦時常昏譫。脈象洪實。或汗多心無力而熱仍熾。大便不通。或雖通而譫語。爲熱結旁流。此症誤用升提。每引邪衝腦。轉爲昏不知人。或神昏之病症。誤用辛溫。必至熱邪循經。傷耗胃液。轉爲熱結。甚至昏譫。熱病以養津爲主。誤用利水或辛溫化痰。則津被熱逼。壅於胃脘上口。必口生涎沫。狀若水飲。而稠粘難於咯出。

熱症之檢舌

熱症舌質紫。苔或黃。自是胃熱正象。易治。兼有紅孔膩滑者。非溼穢。即痰熱。舌燥黃燥。胃實易治。黑燥病已入深。往往寒熱混淆。難治。由潤轉燥。每每神糊脫津。或引動肝風而難治。舌潤在初病。爲熱未傷津。熱重者。乃邪入血分。逼津液而上泛也。白腐而厚。在熱症並非寒象。乃胃中穢濁。熱逼胃中濁氣上蒸。故厚如腐渣堆鋪狀。溼痰寒痰油膩之症。苔雖厚而膩帖唇上。不服苦溫宣化藥宣透。苔終不化。舌中心裂。有直裂一條者。是氣分不足也。有橫裂二三條者。有直橫俱有裂紋者。皆陰津傷也。有裂如冰片紋者。腎水血液皆傷耗也。直塊如挖去者。胃中陰液太虧也。有無苔赤舌。而中心如挖去一片皮者。胃汁大虧。損及胃膜也。其舌尖如挖去一片皮。及舌邊破裂者病輕。

熱症之察胸

熱症胸悶者多屬溼痰。其邪實者。如結胸然。按之必痛。此種病症。謂之拒按。拒按者陽明熱結。以正氣尚能捍邪。其病輕。看似下症失下。乃竟不拒按。是不拒按反爲重病。何者其人初見下症。尚知拒按。延誤多日不下。正陰已傷。正不能捍邪。邪熱安結於內。如賊之竊踞城池然。城中人反若無賊。邪盛正虧。故病重。

察熱病之神機

熱病始終神清者易治。其神氣昏迷者皆危症。昏迷原有二因。其一爲邪陷心胞。舌色紫絳。脈象數而無力。但神氣昏沉。而不譫語者恆多。此候於小兒之患時感病者最爲常見。其一爲陽明燥實。乃熱邪盤結於胃之中脘。當下失下。每易譫語煩燥狂迷。胃腸熱甚。耗盡腎陰。陰液無以涵濡。肝風陡動。直視搖頭。督脈强勁。角弓反張。危症畢現。并有齘齒不休。而目瞪者。是症也急下多甦。若夫昏迷靜臥。自言自語。唧唧噥噥。聲音不高而呃逆。是內傳手少陰厥陰之心與胞絡。危在旦夕之症。

察熱症之二便

二便俱閉。乃熱症所恆有。最易察識。可免置議。其有手足厥冷。而小便涸赤而熱者。此乃熱深厥深。不得以寒症論。至自利稀水。非瀉也。乃熱傷腸胃之津液。胃腸中脂膏不甚滑利。熱邪逼稀汁而外出。其宿糞之堅結尤甚。是症也。謂之熱結旁流。

熱病中有下利純清水者。有下利如銅青水者。又有清水如蛋白而下者。此皆熱邪暴注迸迫之象。急下之症也。其服清解方而泄瀉糞或醬色或金紅色者。絜之列上各症。猶屬輕症。

察熱症之斑疹

陽明伏熱。傳入血分周身血脈皆熱。氣旺者發紅疹。氣弱者邪深。發紅紫疹。高起而礙手者。。肺氣旺也。斑不高起氣虛者。邪陷不能外達。反有中凹。或欲破爛者。皆危候也。

察熱症之浮腫

熱症每見浮腫。俗或謂寒涼太過。或謂湯水過多。皆誤也。試列各症如下。有疹後發腫者。有斑後發腫者。有瘡後發腫者。有瘧後痢後發腫者。其腫與溼腫無異。但皮色不黃而紅。皮上撫摸之。覺毛孔如有刺。病人覺刺痛。稍重則不覺刺痛。有衣角衣邊輕掃之而覺痛者。誤作溼腫治之。必壞。疑爲腎虛水泛。用腎氣丸亦誤。

謹按我國六氣病最多。故自秦漢以下。醫家著述。概本氣化。西醫晚出。每重實據。以顯微鏡查察病菌。故其言病偏重形質。究之人身爲病。有經氣腑氣臟氣之分。則六氣爲病。歷代醫家多所闡發。乃我國最純粹以精之學。此中奧妙。非器具所能測量。而按法施治。藥到病瘳。精於此道者自能領之。非粗心人所能理會也。是篇診察病狀。仍以六氣爲定衡。伏邪新書。先得我心。故多採用。而每參以己意。

又按伏氣諸說。清醫如張路玉章虛谷邵步青王士雄雷少逸等。俱多所闡發。張壽頤非之。以爲溫熱均屬乍感。非傷寒久伏之變病。引素問熱病論云。先夏至日爲病溫。後夏至日爲病暑。以明感邪發病之時。既在夏至之先。或在夏至之後。即不可以冬傷於寒之例。一律論治。其不曰溫病而曰病溫者。以病在溫熱之時也。其不曰暑病而曰病暑者。以病在暑熱之時也。古人立說。何等清楚。自叔和搬傷寒序例。泥煞古人冬傷於寒春必病溫一說。遂以熱病論之病溫病暑。改作至春變爲溫病。至夏變爲熱病。妄加一至字變字。而病情乃與古人大相背謬。至有清一代。凡言溫熱者。無不以伏氣二字。說得怪不可識。直不許天下有一新受時邪之溫熱病。是皆借託傷寒例一篇之餘孽也。不思四時皆有外感之病。隨感隨發。事理之常。其間有伏邪晚發者。乃什百中之一二。何能忘其常而侈談其變。過求其深。無不永墜五里霧中者。壽頤此說。見地亦自光明。第攷之內經。明云冬傷於寒。春必病溫。春傷於風。夏生飧泄。夏傷於暑。秋必痎瘧。秋傷於溼。冬生咳嗽。則伏氣諸說。有清一代諸名醫。未嘗非根據內經而來。亦不得指爲謬誤。璜少時習醫。對於內經此論。不無疑義。以爲溫病不必由於伏寒。即飧泄痎瘧咳嗽。亦四時皆有。不必盡由伏氣。然以溫病在氣在營。及新邪引動伏邪等說推之確有此等病象。新感與伏氣等說。似應兩存。而未可厚非。分別病狀。審症用藥。庶乎得之。伏邪新書謂六氣皆有伏氣。雖與經旨不盡符合。然亦足爲考證之一助也。

第三章　通常症

三　通常症

凡頭痛惡寒發熱。時感病多有此候。瘡瘍毒甚者亦每有此候。餘如瘧疾之應時而作。下痢之紅白相雜。偏頭痛之必兼嘔吐。風痺症之必兼尿酸。及肢節腫痛。乃常有之候。此名爲通常症。

舌苔乾黃。煩燥不甯。或口渴飲冷。或乾嘔不止。或張目譫語。或二便不通。或胸滿氣粗。或妄言妄見。或筋攣拘急。或手揚足擲。或大汗淋漓。皆熱症恆有之候。亦名之爲通常症。

第四章 特異症

四 特異症

凡病情相同。而有特異之點。卽名之爲特異症。如瘧疾之應時而作。爲少陽症。因其咳嗽頻仍。寒熱或早或宴。或日或夜。錯雜無定。便不得以少陽症論。又如手足厥冷。已近伏寒之狀。然因小便黃赤而有熱。便以熱深厥深論。昏沉不省。脈細如絲。氣粗肢冷。狀類寒症。然因其口氣蒸臭。舌根紅活。或舌黑起刺。便謂之邪熱入裏。頭痛如劈。目痛如裂。在熱症恆有之。然審其脣青舌淡。爪甲青黑。脈搏無神。或浮空無力。或堅勁如石。氣喘面浮。乃陽竭於上之候。用清涼或滋陰則死。

久病虛極之人。忽見印堂光明如鏡。或脣赤如硃。或鼻涕如注。或眼胞下陷。或口張氣出。或白眼轉青。或目常直視。或眼常見五彩光華。或面如枯骨。或面黑如煤。或面色忽鮮豔如平人。便是陽極於上。旦夕死亡之徵。急宜以回陽鎮納為主。緩則不治。

二便下血。多屬熱症。而久病眞陽不足者患此。便是下焦無火。不能統血之象乃下脫症也。

精常自出。見色則發。陰虛火動者多有之。而眞陽不足者。偶以衣服或手脚觸其陽具。則周身振動而自泄。此即內經陰寒精自出之象。

大汗如雨。驟然而出。片刻即止。是邪從汗解之兆。若夫久病身弱。氣息奄奄。汗出而身遽冷。便是亡陽之候。

外感身熱。多屬熱邪。而因大吐身熱。審其無亡陽之表症可徵者。便是脾胃眞陽浮陽越之象。大忌涼解。大泄身熱無他陽症可憑者。亦不得以熱病論。乃陽越也。

兩脚火燒。除流火紅腫一症外。若久病或素稟不足。每於夜間或午後見此病狀。審其困倦神氣奄奄者。當以元陽下陷論。其有兩手腫者。每於夜間午後燒熱難忍者。仍屬陰盛逼陽。不可用滋陰退熱。致滋他變。

小便頻數。主肝腎或膀胱有熱。然有日溺數十次。清白而多者。卽以腎元衰敗論。

小腹一痛。立卽泄瀉。在熱病或肝胃不和。亦多有之。若無他熱症可憑。痛泄日十數次。均溏糞。清白糞。乃下焦陰寒。元氣衰頹之象也。

久病體弱。身外冷而覺內熱難當。欲得清涼方快。甚有裸體引扇。察其舌清滑。而人無神。二便自利。此是陰氣發潮。急宜大劑囘陽。陽囘則陰潮自滅。久病之人。忽見身大熱而內冷亦甚。疊褥數重。此是陽隔於內。宜用囘陽法以招納之。

第五章　既往症

五　既往症

醫者看病。必先調查初起時之情狀如何。變態如何。繼續性如何。凡屬經過情形。概謂之既往症。例如身冷如冰。形如死人。見者莫不謂寒症。然詢其初熱有口渴飲冷。二便不利。煩燥譫語之經過病情。可知其冰冷。乃熱邪內伏。陽氣不能透達之故。則既往症之關於診察者。實佔重要之部份。

既往症可括左之三件。

一，就既往症之經歷。可診察之。以斷病者之病名。

二，就既往症之情狀。可依据之。以定病者之寒熱虛實。

三，就既往症之調查。可檢定之。以斷其病進與其退出。

既往症之應檢查條目如左。

一　人之資稟

賦性厚者。其神體必較健康。則所感受者。多屬有餘之病。然因其健康。對於外邪。亦較有抵抗。（西醫謂之白血輪强固）。其病氣亦每易於退出。若稟賦薄弱。不惟風寒容易感觸。且易生肺癆心悸。四肢無力。氣血虛羸等病。

二　人之年齡

一定之疾病。每生於一定之年齡。如臍風撮口赤遊丹鵝口。常發生於初生之嬰兒。吐瀉驚風。痲疹痘疹。疫咳喉沙等。常發生於數歲之小兒。若成人易染之病。如花柳。黃疸。肺炎。肝風。痛痺。痔漏。遺精。及酒精中毒是。老人易患之病。如風祕。痰咳，中風。喘急。動脈變硬。夜多小便。不耐風寒是。

三　人之男女

男子氣盛於血。故所患多肝氣肺腫。氣衝妄夢。及職業性疾患等病。女子血盛於氣。故所患多月經異常。血崩產褥等病。

四　人之遺傳

遺傳性則精血之關係。大約梅毒性。肺癆病。精神病。糖尿病。胃痛病。痛風病。中風病。痲瘋病。皆能遺傳。甚且與其父母年齡之感受。亦先後一致。

五 人之境遇

藜藿之人。與富貴之人。或勞碌。或嬌養。雖感症略同。而檢查病原與體質。不無差異。并同時須檢查其有無喜用嗎啡之習慣。或酒色過度之誘因。

六 人之職業

職業爲人身需要。不但操勞過度。有害身體之健康。卽工業亦往往生病。如首飾工。石工。木工。灰窰工。鐵工。大製造廠職工。最易患肺氣管病及咳血病。畫工排字人。易起鉛中毒。喜飲酒人。易患膧胃潰瘍。肝臟變硬。及神經病。多食猪肉。易起痰飲病。多食煙草。易枯肺升炎。多食鴉片。易血弱便燥。皆當查其從前職業。乃發生病之情形。以資攷證。

七 病之續發

病情之無續發性者。如天然痘。腸窒扶斯。猩紅熱是也。一人只病一次。是之謂免疫性。其有續發性者。如喉痧。咳血。每愈而復作，其因續發性而變生他症者。如患喉痧者。多起心腎病及痳痺症。患風溼痛者。多小便濁臭或轉鶴膝風。患癆疾連纏不已者。多發硬脾症。或咳嗽血弱而成肺癆。又有反覆發作之既往症。如胆淋病之疝痛。胃潰瘍之吐血。肺心臟之咯血。肺癆病之項結核。骨結核、線結核。關節結核。悉由初步之病纏綿不愈而來。故醫者。最宜追尋其既往症。方能有切實之鑒別。

八　調查既症及現在之病狀情形

既往症纏綿日久。每不無實中有虛。虛中有實之狀態。醫當一一區別而鑒定之。先問其體力狀況。能否行走。能行若干步。就褥與否。何日始不起床。病人自覺異常衰弱者。則爲肺癆。腎水腫。白血病。重篤之消渴症。病人自覺衰弱不堪。則爲熱病。貧血病。黃疸病。神經衰弱病。慢性胃腸病。次問羸瘦與否。此狀態在熱病則有邪熱消爍肌肉者。在虛寒症。則肌肉異常消耗。三問面貌若何。如肺癆病每皖白而無血色。戴陽症每嬌紅而色澤浮嫩。四問飲食。在時感熱病。或胃痛。及消化不良者。食慾必大損。在消化渴病。虛風病。食慾必逾量。熱病及雜病恢復期。食慾必漸次如常。五問口渴與否。凡陽明熱及熱癉大熾。熱痢重篤時。口渴必甚。消渴亦然。血分熱則但乾而不渴。六問睡眠。凡熱症衝腦心胃痛。心神煩擾。及操勞過度。陽浮於上者。多不易安眠。在萎黃病。食亦症。神經衰弱者。每精神困倦而嗜臥。七問回歸熱。有無惡寒發熱之感覺。與初熱時狀況有無類似。或有其他之原因。八問胸膈有無脹悶。以別其或結胸或溼穢。或水停心下。或邪熱侵入陽位之胸膈。九問發汗若何。咳嗽盜汗爲肺癆。時感發汗爲熱解。胃熱汗出爲實症。嗽汗蒸熱爲風癆。戰慄汗出爲病退。十問二便。二便清利爲順症。祕結爲實症。大便溏泄爲虛症。僅大便祕者。有風祕及神經症便燥停滯之別。

第六章　現在症

六　現在症

現在症者無庸精細檢查。但有自覺及他覺二種。

病人自覺者。如頭痛身痛惡寒胸悶口渴等。醫者須一一詢察。

他覺者但憑目力。已能一一視察。大别可分爲右之數種。

一，神識　察其神機或沈睡。或昏譫。或妄聞見。在西醫以爲擾及神經。而在我國有陽明症。及熱入心胞之兩症。

二，體力　臨床審病時。須察其體力是否疲倦。起臥是否消耗。在臥床不起者。須審其有無虛羸。或有無肢節抽痛與癱瘓之原因。

三，體位　無病時動作如常。有病時體位則反是。例如肋膜間之偏睡爲肺癆重病。喘症之咳逆倚息不得臥。須持久坐位。與夫熱病昏譫之手揚足擲。輾轉反側。均足爲體位變常之特徵

四，容貌　易罹肺病者之容貌。頸細長而瘦削。胸廓狹隘。面色蒼白。卒中性之容貌。頸粗短而肥厚。胸廓若樽面色緋赤。全身脂肪過多。

五，骨格　或堅硬。或强直。或弛緩。當視其筋肉突起部之狀態。與胸筋等顯著之瘦削。

第七章　診絡脈大法

七　診絡脈大法

人身經脈十有二。絡脈亦十有二。而絡脈之外。復有任脈之絡曰尾翳。督脈之絡曰長强。脾之大絡曰大包。共爲十五絡。經脈有陰陽。而在裏者爲動脈。絡有陰陽。而在外者爲靜脈。動脈靜脈是謂經隧。血從經隧而行。而經脈而絡脈。由裏出表也。血從肌表而返。而絡脈而經脈。由外入內也。自裏出表。是從動脈出。自外入內。是從靜脈入。其介於動脈靜脈之間者孫絡也。孫絡西人謂微絲血管。日本謂之毛細管。我國分脈類爲三。曰經脈。曰絡脈。曰孫絡。外人分血管爲三。曰動脈管。曰靜脈管。其實一體也。特因名義不同。故學西醫者。遂不免有入主出奴之見。而不知錯誤殊甚也。是故咯血黑者由靜脈出。其清紅者由動脈出。胸痛徹背。背痛徹胸。何以故。曰痛久必入絡。且肝肺之絡。皆繫於背。其徹背徹胸者。正以此故。任脈起胞中。上至臍下三寸爲關元穴。男子藏精。女子蓄血。爲元陰元陽交關之處。乃後天血脈之總司。督脈起胞中。上至背椎爲命門穴。乃腎系貫脊之處。化氣化精。爲人生命之原。以總督周身臟腑。故任督有病。則不能生育。是以無子者不宜專責之婦人。嘗有廣置姬妾而仍無子者。可悟其理。錫瓉按十二經絡之說。證以西洋解剖學。名義懸殊。甚難同條共貫。然以鍼灸學驗之。依經穴治病。神效不可思義。此可見古聖人身體學之精。非末流所能領會。亦非解剖學。拘泥於局部形質者。所可同日語也。今以楊百城先生經脈之學說證之。溝通中西。已先得我心之所同然矣。百城云。中國所謂經脈者。深究之則經脈有經脈之總司。陽經之脈。以督脈爲總司。是動物性神經系也。陰經之脈。以任脈爲總司。是植物性神經系也。此二脈皆上於頭面。總司諸經脈。於是動物性神經系。與植物性神經系。交感而起作用。此卽西人腦氣筋之說也。中國醫學。未有腦氣筋之說。而凡經脈入腦絡腦之於腦有密切關係者。固已舉西人所謂腦氣筋者包括其中。觀於太陽一經。網絡周身。無所不到。一感於病。卽頭痛。腦後巔頂目珠略甚而發熱。是太陽經卽腦氣筋主表之經綫也。證以經說。督脈由脊貫腦。而太陽經則行身之背。交巔絡腦。故其爲病則頭痛。由腦後及項巔。是可以經說證者一。督脈與太陽起於目內眥。其少腹直上者上繫於兩目之下。故其爲病則頭痛目珠痛。是可以經說證者二。據此則西人所謂腦氣筋病者。卽我國之經脈病也。蓋我國所謂經脈。不但以血管液管言。凡脈氣所游行之經過皆屬之。乃廣義。非狹義也。若夫由表及裏。則陽明經也。陽明行身之前。其脈循眼系入絡腦。故其爲病。則額顱脹痛。目痛。而煩渴。是陽明經卽腦氣筋主裏之經綫也。至於半表半裏者。則少陽經也。少陽行身之側。其脈與筋。交巔上巔上。卽腦蓋也。一曰腦頂。故其爲病。則兩頟角及眉稜骨痛。或寒熱往來。是少陽經卽腦氣筋。主半表半裏之經綫也。況經云肌肉之精。爲約束裹擷筋骨血氣之精。而與脈并相爲系。上屬於腦而營於目。是屬於腦者。固不僅僅如上所述也。經云上氣不足。則腦爲之不滿。耳爲之苦鳴。頭爲之苦傾。目爲之眩。此卽腦與手太陰肺經之關繫也。在西人卽屬之神經衰弱之類。又云上氣不足則善忘。此則腦與手少陰心經之關係也。在西人則屬之神經痿鈍之類。蓋腦居於巔。有系焉以提挈心肺。而心肺之作用始神。經所謂上者指心與肺也。病之屬肺者。則求之肺與腎二經。金水相生也。是卽治神經衰弱之法。病之屬心者。則求之心與脾二經。火土相生也。是則治神經痿鈍之法。雖古醫籍不言腦氣筋。而循經求之。已可默喻。況大法已數見於頭目諸條。如所謂風氣循風府而上。則爲腦風。又謂眞頭痛。頭痛甚。腦盡痛。手足寒至節。死不治。又謂有所犯大寒。內至骨髓。髓以腦爲主。腦逆故令頭痛齒亦痛。又謂其受病之深。則隨目系亦入於腦。則腦轉。腦轉則引目系急。而目眩以轉。凡此諸條。其闡明腦衣系及腦質病也甚詳。則西人腦氣筋之學說。在我國三千年前。殆闡發無遺蘊矣。而仲景更撰述方論。其論六經也。始於太陽。太陽經則交巔而絡腦。終於厥陰。厥陰經則上與督脈交會於巔。而開竅於目。以此二經爲傷寒全書始終。而無不與腦有密切觀係。則所列一百一十三方。其中固不乏治腦氣筋之法焉。若陽明中之治譫妄症。治悍氣衝腦症。與夫金匱之治痙病。

治齘齒症。概用大承氣湯。瀉胃卽以瀉腦。尤大彰明較着者也。願醫家勤求古訓。勿徒拘于腦部。曰此卽安腦寗睡也，此卽鎭靜神經劑。此卽刺激神經劑也。治其末不治其本。所謂神經藥只暫時收効而止。孰若分經施治。就其病之屬某經者用某經之藥。以達於腦。不言腦而腦無不治。其斯爲治之上者乎。

第八章　診皮大法

診皮大法

凡發熱身寒。四肢厥逆。手足自溫。皆在診皮中得之。內經緩急大小滑濇謂之六變。醫學家皆編入二十七脈診動脈中。不知此皆診絡之名詞也。今以經訓正之。緩卽肢肉解緩之謂。壽夭剛柔篇云。形充而皮膚緩者則壽。衞氣失常篇云。人之高者。多氣而皮膚緩。藏府病形篇云。脈緩者尺之皮膚亦緩。歲露篇云。人氣血虛。其衞氣形肉減。皮膚緩急。一作緊一作疾。指皮膚收縮緊急而言。歲露篇云。寒則皮膚急。繆刺篇云。秋者天氣始收。腠理閉塞。皮膚引急。又云肝葉焦則皮毛膚肉。虛弱薄急者。則生痿躄。滑不獨診動脈。仲景云。脈浮滑。此表有熱。裏有寒。又曰脈滑而厥者。裏有熱也。曰熱曰厥。皆合皮膚而診斷之名詞。今證以內經而大旨益明。論疾診尺云。尺膚滑。其淖澤者風也。邪氣藏府篇云。脈滑者。尺之皮膚亦滑。四時刺逆篇云。滑則病皮風疝。凡此均以絡脈皮膚皆滑而言。則診動脈者。又須更診皮膚。較爲碻切。濇、濇者肌肉甲錯。與滑相反。乃診皮之名詞也。舊訣所謂如輕刀刮竹者。尙未圓到。今以內經正之。論疾診尺篇云。膚濇者。尺膚粗如枯魚之鱗。卽衞氣失常篇所云。衞氣虛而皮膚枯。五藏生成篇所云。皮枯毛折者是也。邪氣藏府篇云。脈濇者尺之皮膚亦濇。可知濇乃診皮之大法。宗濬云。血氣盛則皮膚光滑。血氣虛則皮膚枯濇。滑與濇歸重於診皮。可知脈經之專指動脈言者。猶屬一偏之論。

診皮法不徒見於內經。卽仲景書亦詳載之。太陽篇云。病人身大熱。反欲得衣者。熱在皮膚寒在骨髓也。身大寒。反不欲得衣者。寒在皮膚熱在骨髓也。陽明篇云。其身如虫行皮中者。此以久虛故也。太陽下篇面色青黃膚瞤動。者難治。金匱血痺虛勞證云。內有乾血。肌肉甲錯。中風歷節證云。邪在於絡。肌膚不仁。水氣證云。渴而不惡寒者。此爲皮水。皮水爲病。四肢腫。水氣在皮膚中。四肢聶聶動者。瘡瘍腸癰浸淫證云。腸癰之爲病。其身甲錯皮急。按之濡。總閱以上各條。可知皮診亦可察藏府之寒熱虛實。及邪氣。若夫心下有留飲。其人背寒如掌大。則以皮診而斷其爲飲邪也。嘔利篇云五藏六府氣絕於外者。手足寒。少陰篇云。少陰病手足厥冷。煩燥欲死。吳茱萸湯主之。此以皮診而斷其爲寒邪也。太陽上篇云。若發汗已。身燭熱者。名曰風溫。此以皮診而斷其爲熱邪也。至少陰篇。厥陰篇。則又以診皮而斷其病之進退及死生。少陰篇云。少陰病手足不厥冷。反發熱者不死。少陰病惡寒身踡而利，手足逆冷者不治。少陰病惡寒四逆。身踡脈不至。不煩而燥者死。少陰病吐利煩燥。四逆者死。厥陰篇云傷寒厥四日。熱反三日。復厥五日。其病爲進。傷寒厥七日下利者爲難治。傷寒先厥後熱。下利必自止。傷寒發熱下利至甚。厥不止者死。傷寒六七日脈微。手足厥冷。煩燥。灸厥陰。厥不還者死。下利後脈絕。手足厥冷。晬時脈還。手足溫者生。脈不還者死。可見以寒熱虛實推之於診皮。而病機之進退死生。於以立判。診皮法不綦重矣乎。

皮膚蒼白色

患貧血症。及內部屢出血者。其皮色必異常蒼白。身體發熱後。精神必興奮。若易罹卒中之人。其色相必赤。患黃疸。胆道閉塞。其皮色必黃。或褐色。在身體血液猝然亡失者。若外傷動脈出血等。成皮膚急性之蒼白色。十二指腸虫病。痔出血。腸風下血久不止。婦人生殖器出血。每致皮膚慢性之蒼白色。在於全身衰憊者。或營養不良。或肺結核。或慢性胃腸疾患。或瘧疾久痢。或熱病久不愈。或腎元衰憊而致成慢性水腫。(西名腎臟炎)皆能致皮膚蒼白色。而兼微黃。

皮膚異常潮紅

由孫絡之充血而來。(孫絡西名毛細管)有局部潮紅。及全身潮紅二種。局部潮紅。往往發生於顏面。有生理及疾病各原因。由於生理者。如偶有羞恥之事。被人發覺。或吃酒或憤怒。或奮力行走。則其顏面必見潮紅而不久。若夫偏頭痛之側面潮紅。眞陽上浮之顏色嬌嫩。肺癆病之紅頰。溫熱病初起之顏色紅膩。瘡毒之紅痛而焮熱。皆由於疾患。而局部潮紅者。

全身性之潮紅。患痲疹猩紅熱者。其全身皮部。往往發生潮紅。兼有高熱之疾患。或四時雜感。初發熱時。每每皮部並無發疹。而周身紅暈。小兒赤游丹毒。恒由局部潮紅。而蔓延全身。肥滿性指肪過多者。全身亦多起潮紅。

皮膚紅色之由於多血者不常有。而恒爲毛細管充血之所表示。在高熱病人。或溫浴後往往見之。又或因中毒而色紅者。則以魚蟹中毒爲尤著。

皮膚青紅色或紫藍色

皮膚青紅色。或紫藍色。有輕重二種。輕者僅限於皮膚最嫩軟。或血管最多處。重者渾身青赤色。而頰車口唇耳鼻指趾終節。尤易明顯。是病也。每於痙攣重症。或呼吸困難見之。其原因有二。一血液與肺內空氣之瓦斯。交換減少。二毛細管內血行遲慢。以是知凡紫藍皮色。必起於呼吸障礙。或血行障礙之際。蓋皮膚既見青藍。則呼吸血行兩障礙。多兼有之。

因呼吸器病。使皮膚起紫藍色者。必爲肺臟內防礙空氣流入。或則使呼吸器狹小之病。例如聲門浮腫。肺水腫。肺膿瘍。至呼吸器受其壓迫者。皆足以致之。

因循環器病。致皮膚變爲紫藍色者。則靜脈血還流於右心室時。受有障礙。靜脈系統。因而鬱血。遂足以致之。若夫惡寒時。皮膚小血管內之血行遲緩。亦多見紫藍色。第此病候。營養佳良之人。常較貧血者爲多。

局部之血行障礙。僅足使局部變爲紫藍色。蓋因較大之靜脈管閉塞。或著明狹窄。致皮膚鬱血。而見紫藍色之故。

皮膚黃色與黃疸之別

食橘過多者。其手足皮膚。即作橙黃色。多食番榱子亦然。但此種黃色多輕淡。不見於粘膜。而尿色亦不變。自不得誤認之黃疸病。

黃胆原因。多以胆汁不能流入十二指腸。停積於小胆管。且腸粘膜腫脹。閉塞輸胆管總口。使胆汁難於流出。或完全封閉。胆汁入腸甚少。或竟不能入腸。糞卽變爲灰白汚色。蓋乏於胆色素。又富於脂肪故也。又輸胆管內生有胆石。或胆管內之寄生虫。及壓迫胆管之腫瘍。亦足閉塞胆管。而發相同之障礙。又肝內許多小胆管。受壓迫時。亦足以發生黃疸。

皮疹

皮膚發生之疹。有數種頗關重要。如痲疹之疹。面及身體。發紅多成片。猩紅熱。外國列入傳染門。以其皮膚紅似猩血。故謂之猩紅熱。在我國則列在痲疹重症門中。猩紅熱疹。始爲細點。後乃融合。在溼熱病發疹。發於秋者。我國又名秋暑。西謂之發疹窒扶斯。又名小腸壞。其疹色赤。形圓。斑點細小。發於軀幹。在皮膚表面稍隆起。紅暈繞其周圍。以指壓之。則退色。去其指壓。則漸時作蒼白色。旋則復紅。西法謂之薔薇疹。此薔薇疹在腸窒扶斯（即溼熱症）第二週。初發於胸部及背部間。或發於兩肢。顏面甚少。在於發疹窒扶斯。則病期第二日至第四日。往往汎發之。並發於顏面。且有發於出血點之傾向。熱霍亂將愈後之發疹。紅點較大。神清者無礙。神氣模糊者多死。痘疹初見點。根脚紅暈。摸之頗覺礙手。然不久其點之尖處有微白似入水之狀。肺熱瘧疾腦脊髓膜炎之疹。叢簇成小水泡。發於脣鼻。形似水痘。而非水痘。此症我國無何等名義。西名之爲匐行疹。黴毒第二期。亦能發疹。狀類薔薇疹。然有如班者。有若蕾疹者。有似膿泡者。多發於體之兩側。惟軀幹最多。顏面及手足之背面。恆又缺如。而發於手掌及足側者亦不少。

異常之發汗

皮膚異常發汗。溫熱暑瘧恆見之。盜汗類瘧者。兼咳嗽者謂肺癆。冷汗者謂疝痛。分利性之發汗。則在肺病退熱時期。

皮膚之溼度

正常之皮　。從汗腺分泌者。必有一定之溼潤。徵論寒暑。其皮膚均有溼度。特多少之差耳。有病則其溼度必變。一減量一增量。溼度減少者。其皮膚必乾燥。斯時體中之水分。概被消化器吸收。如霍亂吐瀉轉筋。及消渴症。尿量過多。而發熱。與夫高度熱候之疾病。其皮膚之溼度。大概減少。溼度增加之病。乃由汗孔泄多量之汗液。如溫熱病。熱瘧。傷寒陽明症。其熱將退時。及熱發作時。大率多汗。肺癆之消耗性熱候。溫熱症回歸熱之解邪外出。與夫死戰期之厥脫。其皮膚溼度。靡不增加。腹中劇痛。其皮每汗出。喘促甚者亦然。

皮膚之浮腫

浮腫者。由身體內之液體。侵於皮膚。因之呈蒼白色而腫脹也。以指壓之。皮膚堅勁者爲氣腫。有凹痕者爲水腫。浮腫之原因。可分爲四類如左。

一鬱血性浮腫　心臟之力不足。血液不易循環。遂致皮膚之組織內。鬱積液體。是名爲鬱血浮腫。在肢體間發現最速。腰部尤顯。血部較遲。此等症在心臟機能亡失時。益顯著。

二炎症性浮腫　炎症機轉。存於深部。其腫處稀薄滲出物。逸流於該病處之周圍。遂來此症。皮膚每多潮紅。其甚者。有强度之紫藍色。例如急性之痛風。及化膿性肓腸周圍炎之發現於其附近皮膚者是。至皮膚因瘡疥而發浮腫。則與氣腫相類。而無潮紅及紫藍色。

三汎發性及局部之浮腫　汎發性者。其浮腫之廣延狀態。每發周身水腫。若腎臟炎。惡性。貧血病。肺結核病。卽肺癆等是。局部之浮腫。若骨疽之發見於該部皮膚。疔走黃之發見於面部。及手足者是。

皮膚出血

皮膚出血有數種　一外傷。例如從蚤刺而來者。其在出血點。及出血斑。謂之蚤刺性紫斑。此項與眞性紫斑病之出血。斑紋不同之點。在多現於軀體。細加檢視。則當其斑紋之中正。可發見其蚤刺點。如在新鮮之出血。則其周圍必呈充血性紅暈。以指壓之。卽行消散。

惡液質及疔毒之出血　特發於兼有出血性之惡液質。如水腫重篤之腿出血。

肺結核之末期。及重篤貧血。白血病皆是。疔毒之出血。例如舌上之出血。及手足之血箭疔皆是。

疹之出血　凡猩紅熱發疹窒斯（即小腸熱）痘瘡恆有之。而痘瘡爲患最烈。痘瘡性紫斑病。皮疹尚未發見。皮膚已大出血。是症多至速死。

強度之靜脈鬱血而發。　是症多起於劇甚之咳嗽。致靜脈鬱血衝突。

皮膚發疹

急熱症傳染病。發自家固有之皮疹。可以之爲疾病之主徵。故特稱斯病。曰急性發疹病。如痘瘡痲疹。水痘溫熱。發窒扶斯。及霍亂後之皮膚紅疹皆是。

一薔薇疹　其色紅如薔薇。其形圓。比皮膚表面稍爲隆起。紅暈繞其周圍。以指壓之。則全退色。去其指壓，則暫時爲蒼白色。後再復紅。可與此皮疹鑑別者。爲面泡、其與薔薇疹之異點。在於斑紋中心。皮腺之多少發膿而已。

薔薇疹由下之疾患而來　一在腸窒扶斯。第二週之初發於腹部下。胸部及背部。間或發於四肢。顏面極少。二在發疹室扶斯發病。第三日至第四日。全身汎發之。並發於顏面。且多變出血點之傾向。三黴毒。第二期卽發疹期。是謂梅毒性薔薇疹。此症多發之體之兩側。惟軀幹最多。顏面並手足之背面則缺如。而發於手背及足蹠者。殆亦不少。

白疹　發於溫熱盛行之際。狀如最潔白之瓷器色。多發於胸項及臍下。其帶灰黑色者。豫後多不良。此症葉天士溫熱論謂之白痦。

熱性匐行疹　此皮疹二三相聚成簇。有小水泡之內容物。在初期發明如水狀。漸次帶膿性而溷濁。而其常發部位。爲口脣外界。及鼻𩌦耳輪之附近。此症凡肺熱白喉。腦脊髓炎。往往有之。

霍亂紅疹　霍亂在將愈期。每每有之。其紅點大小不一。發紅疹而仍神昏者不良。

第十章　診腹大法

十　診腹大法

(一)胸脇滿　胸脇滿者。謂胸脇間氣寒滿悶。非心下滿也。脇滿者謂肋脇下氣脹塡滿者也。邪氣自表傳裏。必先胸膈。以次經心脇而入胃。邪氣入胃爲入腑。是以傷寒胸滿。多帶表證。脇滿多半表半裏症。

(二)胸　痺　痺者痞塞而不通之謂。其病喘息咳唾。胸背痛。短氣。

(三)心下滿　凡心下滿者。正在心之下。胃之上也。此自滿而非誤下之所致。若因下早而致滿者。此爲痞氣。凡心下滿以手按之揉之。則散而軟者。此虛氣也。若按之之汩汩有聲而軟者。有停水也。按之鞕痛者有宿食也。

(四)腹　滿　腹滿者。肚脹之謂也。有實脹虛脹之別。腹滿痛者爲實。當下之若腹滿時減則爲虛。而不可下。傷寒論曰。腹滿痛者爲實。當下之。若腹滿時減則爲虛。而不可下。傷寒論曰。腹滿不減。減不足言。當下之。金匱要略曰。腹滿時減復如故。此虛寒從下上也。當以溫藥和之。蓋虛氣留滯亦爲之脹。但比之實者。不至堅痛耳。大抵腹痛屬太陰症也。陽熱爲病。則腹滿而咽乾。陰寒爲病。則腹滿而吐。食不下。自利益甚。時腹自痛。

又汗吐下後因而成腹滿者。皆邪氣乘虛內客爲之。而所主又各不同。

(五)少滿腹　少腹滿者。臍滿下也。少腹爲下焦所治。難經曰。下焦者。當膀胱上口。主分別清濁。其治在臍下。邪氣自上而下。至於下焦。結而不利。故少腹滿也。其病候又有溺與血之別。蓋少腹鞕滿而痛。若小便利者。則爲畜血之證。若小使不利。則爲溺濇之證。

(六)腹痛　腹痛不可按不可揉者實也。可按可揉者虛也。時痛時止者實也。痛無休息者虛也。凡陽邪傳裏。裏氣作實。腹脹大便硬者實也。陰邪傳裏。裏氣停寒。腹軟泄瀉者虛也。脈來滑大有力者實也。弦細無力者虛也。又當分大小少三腹而施治。若大腹痛者卽脘腹。有寒邪積也。小腹痛者卽臍腹。有邪熱燥糞也。少腹痛者。卽臍以下有瘀血澀溺也。

按胸腹大法

胸腹者臟腑之郭也。可分之爲三停。上停名胸。在膈上。心肺包絡居之。卽上焦也。膈下爲胃。横曲如袋。胃下爲小腸。爲大腸。胃兩旁一爲肝膽。一爲脾。是爲中停。卽中焦也。臍以下爲下停。有膀胱有衝任。有直腸。男有外腎。女有子宮。卽下焦也。故胸腹爲五臟六腑之宮城。陰陽氣血之道路。欲知胸腹爲其臟腑如何。則莫如按胸腹。名曰腹診。其診法宜按摩數次。或輕或重。或擊或抑。以察胸腹之堅軟拒按與否。幷察胸腹之冷熱灼手與否。以定其病之寒熱虛實。又如輕手循撫。自胸上而臍下知皮膚之潤燥。可以辨寒熱。中手尋捫。問其痛不痛。以察邪氣之有無。重手推按。察其硬否。更問其痛否。以辨臟腑之虛實。沈積之何如。惟左乳下虛里脈。臍間衝任脈。其中虛實最爲生死攸關。故於望聞問切四診之外。更增一法。推爲診法第四要訣。先按胸膈脇肘。按之胸痞者。溼阻氣機。或肝氣上逆。按之胸痛者。水結氣分。或肺氣上壅。按其膈中氣塞者。非胆火橫竄包絡。卽伏邪盤踞膜原。按其脇肋脹痛者。非痰熱與氣互結，卽痰飮與氣相搏。胸前高起。按之氣喘者則爲肺脹。膈間突起。按之實鞕者。卽是龜胸。若肝病須按兩脇。兩脇滿實而有力者肝平。兩脇下痛引少腹者。肝鬱。男子積在左脇下者屬疝氣。女子塊在右脇下者屬瘀血。兩脇空虛。按之無力者爲肝虛。兩脇脹痛。手不可按者爲肝癰。水結胸者按之疼痛。推之漉漉。食結胸按之滿痛。摩之噯腐。血結胸者痛不可按。時或昏厥。因雖不同。而其結痛拒按則同。次按滿腹。凡仲景所云胃家者。指中上二脘而言。以手按之痞硬者。爲胃家實。按其中脘雖痞硬。而揉之漉漉有聲者。飲癖也。如上中下三脘。以手撫之。平而無澀滯者。胃中平和而無宿滯也。凡腹滿痛。喜按者屬虛。拒按者屬實。喜煖手按撫者屬寒。喜冷物按放者屬熱。按腹而其熱灼手。愈按愈甚者伏熱。按腹而其熱烙手。痛不可忍者內癰。痛在心下臍上。硬痛拒按。按之則痛益甚者食積。痛在臍旁小腹。按之有塊應手者血瘀。腹痛牽引兩脇。按之則軟。吐水則痛減者水氣。惟蟲病按腹有三候。腹有堅結如筋而硬者。以指久按。其硬移他處。又就所移者按之。其硬又移他處。或大腹。或臍旁。或小腹。無定處。是一候也。右手輕輕按腹。爲時稍久。潛心候之。有物如蚯蚓蠢動。隱然應手。是二候也。高低凸凹如畎畝狀。熟按之起伏聚散。上下往來。浮沉出沒。是三候也。若繞臍痛。按之磊磊者乃燥屎結於腸中。欲出不出之狀。水腫脹滿症。按之至臍。臍應手移左右。重手按之近乎脊。失臍根者必死。此診胸腹之大法也。然按胸必先按虛里。虛里在左乳下。三寸下。脈之宗氣也。亦卽心之脈管。按之微動而不應者。宗氣內虛。按之躍動而應衣者。宗氣外泄。按之應手動而不緊。緩而不急者。宗氣積於膻中也。是爲常。按之彈手。洪大而搏。或絕而不應。心胃氣絕也。病不治。虛里無動脈必死。卽虛里搏動而高者。亦爲惡候。孕婦胎前症最忌。虛損癆瘵。逐日動高者切忌。惟猝驚疾走。大怒後。或強力而動肢體者。虛里脈動雖高。移時卽爲平人。不忌。總之虛里爲脈之宗氣。與寸口六部相應。虛里脈高者。寸口脈亦多高。寸口脈結者。虛里脈亦必結。往往脈候難憑時。按虛里脈確有可據。雖多屬陰虛火旺之證。或血虛風動之候。陰竭陽厥之際。然按之卻有三候。淺按便得。深按不得者。氣虛之候。輕按洪大。重按虛細者。血虛之候。按之有形。或三四至一止。或五六至一止。積聚之候。按腹之要。尤以臍爲先。臍間動氣。卽衝任脈。在臍之上下左右。經云動氣在右。不可發汗。汗則衄而渴。心煩。飲水則吐。動氣在左。不可發汗。汗則頭眩。汗不止。筋惕肉瞤。動氣在上。不可發汗。汗則氣上衝。正在心中。動氣在下。不可發汗。汗則無汗。心大煩。骨節痛。目眩。食入卽吐。舌不得前。又云動氣在右。不可下。下之則津液內竭。咽燥鼻乾。。頭眩心悸。動氣在左。不可下。下之則腹內拘急。食不下。動氣更劇。雖有身熱。臥則欲踡。動氣在上。不可下。下之則掌握煩熱。身浮汗泄。欲得水自灌。動氣在下。下之則腹滿頭眩。食則圊穀。心下痞。且不可涌吐。涌吐則氣上逆而暈厥。亦不可提補。提補則氣上衝而眩痙。故臍名神闕。是神氣之穴。爲保生之根。凡診臍間動脈者。密排右三指。或左三指。以按臍之上下左右。動而和緩有力。一息二至。繞臍充實者。腎氣充也。一息五六至。衝任伏熱也。按之虛冷。其動沈按微者。命門不足也。按之熱燥。其動細數。上及中脘者。陰虛氣衝也。按之分散。一息一至者。爲元氣衰敗。按之不動。而指如入灰中者。

衝任空竭之候。且可辨其假寒假熱。按衝任脈動而熱。熱能灼手者。症雖寒戰咬牙。肢厥下利。是爲眞熱假寒。若按腹兩旁雖熱。於衝任久按之。無熱而冷。症雖面紅口渴。脈數舌赤。是爲眞寒假熱。總之衝任脈動。皆伏熱傷陰。陰虛火動之症。平人則發病。病人則難治。惟素有肝熱者。尙無大害。若衝任脈動躍震手。見於久瀉久痢者。乃下多亡陰之候。病終不治。（俞根初）

腹診之新法

胸部(一)視其形狀若何。深短如樽者。爲氣腫性。狹長而淺者。爲痲痺性。如脊柱側後屈之胸。拘僂病龜胸。肩胛胸之脚骨凸隆。先天性或後天性之胸骨陷凹。及肋骨之偏墜。皆屬痲痺性。(二)視其左右稱否。一側偏坦者。爲肺癆炎胸膜炎等之肺痿。縮一側膨脹者。爲腫瘍胸膜炎性滲出物或氣胸症。

腹部(一)視其形狀若何。膨脹者。爲蓄積氣體。爲腹水。爲腫瘍。爲腹膜炎。陷沒者。爲腦膜炎。(二)視其左右稱否。如患腫瘍。左右多不相稱。

觸診　凡患腹膜炎、鼓脹。或肝體腫瘍者。手觸腹部及該腫瘍之表面。疼痛而緊張

第十一章 診筋大法

十一 診筋大法

因於溼。首如裹。溫熱不攘。大筋經短。小筋弛長。短者爲拘。長者爲痿。陽氣大怒。則形氣絕而血苑於上。使人薄厥。有傷於筋從其苦不容。味過於辛。筋脈沮弛。精神乃央。是故謹和五味。則骨正筋柔。氣血以流。腠理以密。如是則氣骨以精謹道如法。長有天命。肝之合筋也。其榮爪也。其主肺也。多食辛則筋急爪枯。諸筋皆屬於節。藏眞散於肝。肝藏筋膜之氣也。風者百病之長。腎傳之心。病筋脈相引而急。病名曰瘈。食氣入胃。精散於肝。淫氣於筋。酸走筋。筋病無多食酸。肝主筋。久行傷筋。肝氣熱則膽洩口苦。筋膜乾。則筋急而攣。發爲筋痿心脈滿火。瘈瘲筋攣。肝脈小急。瘈瘲筋攣。以上皆內經診筋之大法。錫瓚按靈樞有十二經脈之病。紀載甚詳。後學難於理會。究之卽腦筋病也。以肝主筋諸學說證之。凡瘈瘲角弓反張。目系了戾。我國名爲痙症。又謂之肝風。與西人熱傷腦髓。背反張。頭向後方諸病狀。若合符節。中國之手振。及諸凡顫振病。西人統謂之腦筋不自主。因腦筋維束關節。營養百骸。無所不周。卽內經所云。經脈者所以行血氣而榮陰陽。濡筋骨而利關節者也。是經脈卽腦筋。其所謂利關節。卽腦筋司運動之所自出。可見一切運動。皆由筋之所使也。經又曰。陽氣者。精則養神。柔則養筋。是以神合筋而言。筋爲體而神爲用。威骨至靈。運動至捷。故稱之爲神。殆卽西學說之所謂神經系乎。是內經十二經脈。已合知覺運動而言。益嘆古聖取義之粹。格物之精。爲不可及矣。

望診

移精變氣論曰。上古使就貸季理色脈而通神明。用之以觀生死。决嫌疑，是醫家之有望診。由來舊矣。如越人望齊侯之色。卽覘疾在腠理。或血脈。由此而神驗之也。仲景明堂闕廷。盡不見察之訓。亦由此而致慨也。又奚醫脈要精微。五臟生成。玉機眞臟五色等篇。諄諄以色診爲重哉。然望診學說。林林總總。除婦嬰有特別診候外。而普通望診要以神氣也五色也五官也五部也。舌苔也色之澤夭也諸體之占候生死也相其體質。寒熱燥濕之判。認等八者爲望診中之大綱。務簡練揣靡於平日。方克臨牀有左右逢源。視死別生之鑑定。聞之西醫之望診。不但察其顏貌行止。精神。體格。外相。且用鏡以燭其耳。目。鼻。喉。肛門。膣道奧境。殆亦殊塗同歸歟。獨中醫望診繁賾。不易悟會其精醇。蓋因是望診而不神耳。考本神篇曰兩精相搏謂之神。平人絕穀篇曰故神者水穀之精氣也。辭典云有形可見者爲精。無形可見者曰神。是神也者。僑寄於五臟之中。每流露於兩目。陳修園云察色之妙。全在察神。血以養氣。氣以養神。病則交病。譬如失睡之神有饑色。喪亡之子。神有呆色。氣索神自失養耳。先哲云神者色之者也。（見趙以德玉函經血痺虛勞第六篇）可不三致意乎。素問脈要精微論曰切脈動靜。而視精明。察五色。觀五臟有餘不足。六腑强弱。形之盛衰。此互恭伍決死生之分。按此而視精明。即精彩目光之意也。精明王氏王冰以爲昂目內眥之精明穴。然僅察其一部。必不足以觀其大。時賢張山雷謂明明以瞳神言之。蓋人目以精華明朗爲貴。故有精明之稱。且瞳神之明晦。本可以測精液之盛衰。病情之深淺。亦猶子輿氏所謂存乎人者。莫良於眸子之義。是以醫者望色之一要矣

色診

天合人以五氣。藏於五臟。上華面頤。肝青心赤脾黃肺白腎黑。一年之中。天之氣候有五變。春風夏暑長夏溼秋燥冬寒每節各配七十二日。以符五運之說。人在氣交之中。呼吸吐納。不能出五氣之外。此五氣從鼻而入風氣通肝。暑氣入心。溼氣入脾。燥氣入肺。寒氣入腎。藏於五臟。蘊其精華。上華面頤。五色蘊於五臟者。各臟精華蘊中形外故也。此則脈要精微論曰精明五色。氣之華也之理。

又人體內臟。各含色素。亦猶各種植物花葉中。所含色素。均因感受日光。各呈其色彩。西人謂日有七色。測以三稜鏡。則紅橙黃綠青藍紫各色。可實驗。据此一切動植物所呈之色相。無一不經日中光綫而生。是光綫卽色綫。經云南方生熱。其色赤。赤色西人亦云熱色。經云北方色寒。其色黑。黑色

西人亦云冷色。再以五臟五色而精研之。肺主氣。炭氣呼出。養氣吸入。氣清且潔。是肺含白素也。心主血。迴血退換。新血化生。血鮮且紅。是心含赤素也。肝製膽汁。其色綠。是肝含青素也。腎生外膜。其色紫是腎含黑素也。脾居油網之上。脂肪皆其所司。一黯則變爲黃矣。瘧母脾脹而硬。眼白睛必淡黃。尤爲脾色黃之確據。經以五色論五臟俱有至理寓乎其中矣。冕堂

就七情覘知各臟應屬之病

肝病善怒。故古人有怒氣傷肝之說。其轉筋脇疼者。肝主周身筋肉。肝病則易轉筋故也。經云諸風掉眩皆屬於肝。其輕爲疝病耳聾目視䀮䀮。如將捕狀。以肝血虛。則膽汁因之虛薄。故不時有如人將捕之病候。心病善喜以外候舌紅口乾。乳下動氣。或心痛而煩。或健忘驚悸。征仲。我國謂之心體不安。西說則以爲神經症。乃心病而腦筋亦與之俱病也。脾病善憂。善思食少。倦怠乏力。腹滿下利。以脾主四肢。又主生甜汁入胃化穀。脾病故見以上諸病狀也。

肺病善悲。其外候灑淅寒熱。咳唾噴嚏。喘呼氣促。膚痛胸坪。虛則氣短。以肺主氣。而外達於皮毛故也。

腎病善恐。臍下動氣。腹脹腫喘。溲便不利。腰背久痠。骨痛乏氣。以腎爲水。臟水津不遺。故見以上諸病狀也。

五色占病

黃赤。青白。青黑。恍白。微黑。痿黃諸色。皆五色外見之象也。黃赤爲色中之陽色。主風熱諸邪。青白黑爲色中之陰色。主寒痛諸病。若黑甚。在脈爲痲痺。在筋爲拘攣。恍白卽淺淡白色。主大吐衄。下血脫血也。若無衄吐下血。則心不生血。不榮於色也。微黑。主腎病水寒也。痿黃爲淺淡黃色。主諸虛病。兩顴深紅赤色。主陰火上乘。諸虛勞之徵也。

色診之惡耗

黑庭赤顴。出如拇指。病雖少愈。亦必卒死。唇面黑青。五官黑起。擦殘汗粉。白色皆死。

善色不病。於義誠當。惡色不病。必主凶殃。五官陷弱。庭闕不張。蕃蔽卑小。不病神强。

前八句係明非常之色。診人暴死之法也。見甲乙經五色篇出如拇指。謂成塊成條。搏聚不散也。黑色出如拇指於天庭。赤色出如拇指於兩顴。此皆水火相射之候。故病者雖或少愈。亦必卒然而死也。若病者唇面青黑。及五官忽然起黑白等色。如擦汗粉之狀。雖不病。亦皆主卒死也。後八句係明見惡色。不見其病。當斷爲惡耗之診法也。善色者。氣色並至之好色也。其人於理當不病也。惡色者。深沉滯晦之色也。其人各病。即不病。亦必主凶殃也。凶殃者。即相家所謂紅主焦勞口舌。白。主刑罰孝服。黑。主非災凶死。青。主憂訟暴亡之類。五官陷弱者。謂五官骨陷肉薄也。庭闕不張者。謂天庭闕中。不豐隆張顯也。蕃蔽卑小者。謂頰側耳門。卑低不廣也。此皆不病。而有不壽之形。若加惡色。豈能堪哉。其有不病者。必其人神氣强旺。素稱其形也 冕堂診斷學

診色之澤夭

五色，晦，明，聚，散，可以別久重新輕之病。而易治難治之診法。亦以此爲辨。色深爲沉。主病在內。若更濁，滯，晦，暗，主久病與重病也。色淺爲浮。主病在外。若得光澤明顯。主輕病與新病也。若其色雖不枯晦。亦不明澤。主不甚之病也。凡諸病之色。如雲撤散。主病將愈。易治也。摶聚凝滯。主病漸進。難治也。

五臟絕候

汗出髮潤。喘息不休。此爲肺絕。丙篤丁憂。

肺合皮毛。肺液絕。故汗出不流。而髮潤。津脫也。肺爲呼吸器。肺氣隨肺液而散漫。故張口出氣。不能復還。而降於膈下。以灌溉臟腑也。喘不休者。氣脫也。推之脈浮而而洪。身汗如油。喘而不休。水漿不下。形體不仁。乍靜乍亂之神情。屬於命絕之候。與此相類。

形如煙熏。陽反獨留。神去直視。陰絕搖頭。此爲心絕。脈必操鉤。

心絶之脈。如操帶鈎。言其堅無冲和之氣也。或轉豆躁疾。亦主心絶。廿四難手少陰氣絶。面色黑如黧。

四肢漐習，脣吻反青。此爲肝絶。將入幽冥。

成無己曰。脣吻者。脾之候。汗色青。肝絶。則眞色見於所勝之部也。四肢者。脾所主。肝主筋。肝絶。則筋脈引急。發於所勝也。方有執曰。口脣邊曰吻。四肢。手足也。漐，汗出貌。習，鳥數飛也。言手足顫搖。如鳥之習飛。奮振而不已也。

環口黧黑。柔汗發黃。此爲脾絶。旦夕將亡。

脾之華在脣。面白環口黧黑。其蕪萎矣。方有執曰。口爲脾之竅。黧黑者。熏黃黑暗。土敗之色也。柔汗。俗名冷汗。張錫駒曰。環口黧黑。土敗而水侮也。柔汗者柔軟而膩。脾之眞液洩。黃色者。脾之眞色見也。

溲便遺矢。動見狂言。目反直視。絶在腎元。

腎司二陰。溲便遺矢腎絶也。腎藏精與志。狂言直視。精志俱敗也。方氏曰。腎司闔闢。闔闢廢。故二便無禁納也。經曰。腎藏志。狂言者。是失志也。失志者死。腎主骨。骨之精爲瞳子。目反直視者。骨之精。不上榮於瞳子。而不能轉也。別有上脫下脫二證。上脫者。妄見妄聞。恍若神靈。甚者。身輕快。而汗多淋漓。或揚揚得意。一笑而逝也。下脫者。不見不聞。有如聾瞶者。身重者。而肉多青紫。或寢而遺覺。身如被杖。九竅出血而死也。覓堂診斷

頭背腰膝骨之占候

脈要精微論曰。五臟者身之强也。頭者精明之府。頭傾視深。精神將奪矣。背者胸中之府。背曲肩隨。府將壞矣。腰者。腎之府。轉搖艱難。腎將憊矣。膝者筋之府。屈伸不能。行則僂俯。筋將憊矣。骨者髓之府。不能久立。行者振掉。骨將憊矣。凡此形神將奪。筋骨尫頹之形狀。故皆主死。

形肉生死診法

五形之人。得其純者。皆謂之强。得其駁者。皆謂之弱。强者臟腑調和外感

之邪難犯。弱者氣血不足外感之邪易干也。能食而肥者。强也。若食少而肥者。非强也。乃痰也。肥人最怕。肌肉按之如綿絮。謂之無氣。主死。食少而瘦者。弱也。若食多而瘦者。非弱也。乃火也。瘦人最怕。肉乾著骨。形羸肌削。亦主死。

寒熱燥濕體質之辨別

禮記月令云。中央土。其蟲倮註曰。人爲倮蟲之長。素問五常政大論曰。倮蟲靜註曰。人及蝦蟆之類。蓋濕熱生蟲。人非水火不生活。亦溼熱所生之體。溼也水也陰液也。不類而類。熱也火也陽氣也。亦不類而類。以下四種體質氣。醫者當知有溼熱體氣。燥熱體氣。寒溫寒燥諸體氣。則用藥之溫涼淡滲。如桴鼓之相應矣。溼熱體氣。面色深黃光潤。唇色紅紫不燥。舌質淸紅。涎多苔厚。粘膩帶黃。大便時溏時結。色深黃而氣臭。小便黃而短。卽其據也。若溼從熱化。偏於燥熱。面色乾蒼有光。唇色紅紫而燥。舌質紅。捫之糙。涎少苔深。黃而薄。大便燥色深黃。氣臭。小便短赤。其據也。

若熱從溼化。偏於寒溼。面色恍白。或晦黃。唇色淡白。或淡黑。舌質淡。涎多苔薄潤。或罩淡黑色。大便溏色淡黃。氣腥。小便清長。甚據也。若燥熱。而陰損及陽。寒溼而陽損及陰。則成寒燥。面色痿白發乾。脣色淡白而枯。舌質淡。捫之澁少。苔白薄不潤。大便乾色淡。氣不臭，小便清而少。其據也。故人必燥溼得中。而爲潤。寒熱得中。而爲溫。斯能無病。再程芝田。有診病須察陰臟陽臟平臟之說。如素係陰臟。飲食必喜熱物。偶食生冷。腹中卽凝滯不爽。大便一日一度。決不堅燥。甚則稀溏。食難消化。若素係陽臟。一切飲食必喜寒冷。偶食辛熱。口中便覺乾燥。甚則口瘡咽痛。大便數日一次。糞硬。甚則燥結。平臟之人。寒飲熱食。俱不妨事。大便一日一度。不堅不溏。若患熱病。藥不宜過涼。若患寒病。藥不宜過熱。至用補劑。亦宜陰陽平補。又西醫云。身體構造狀態。易罹某種疾病者。是曰體質。醫學上大別爲四。一如肺癆質。如全身之構造薄弱。頸長如鶴。皮色蒼白。胸狹小。或扁平。顏細長。而顴部稍赤。眼球大。而有一種光澤。有此質者。不問男女。外貌雖秀麗。人皆贊其優美。而實所謂美人薄命也。二如卒中質者。骨骼筋肉肥大。全身富脂肪。顏大而赤。頸短而厚。肩高而聳。其外貌雖甚强健。而身體略爲運動。則呼吸因之困難。心動因之强迫。此種人爲卒中之遺傳。易於得卒中之病。非戒用興奮飲料。恐不免於卒中也。三如神經質者。不在體格體質。而其舉動行爲。容貌伶俐。視物敏捷。髮潤而光。靴新而黑。衣服之清麗。至不容纖塵染於其上。言語亦爽快。敎以學問技藝。比常人易於領悟。然非大器晚成之人。其意思無常。時興奮。時鬱悶。且屢疑人。故易罹神經病。四如腺病質者。主在小兒皮膚蒼白。筋肉瘦而不潤。額面如浮腫。顏面狹小。身體細弱。皮膚易變紅色。靜脈透於外面。往往發生皮疹。以上冕堂說

聞診

經云會厭者聲音之門戶。良以聲發於肺初必由喉出。故爲聲音之路。必因會厭開闔。故會厭爲聲音之門戶。必籍舌爲宛轉。故舌爲聲音之機。而聲音之

發。又有脣喉齒舌之別。乃人身自然之功用也。是故喉寬者聲大。隘者聲小。舌銳者聲辨。鈍者聲蹇。會厭厚者聲濁。薄者聲清。脣厚者聲遲。薄者聲疾。牙齒疎者聲散。密者聲聚。五者皆無病之聲。乃形質稟賦不同也。此則靈樞憂恚無言篇之旨。又靈素生理新論云。聲音之器官。蓋有七焉。一喉嚨。二會厭。三口脣。四舌。五懸雍垂。六頏顙。七橫骨。可參考。

第十二章　聞聲大法

十二　聞聲辨症大法

好言者熱。懶言者寒。言壯爲實。言微爲虛。譫妄無倫。有實有虛。此以聲音診病之大法也。中藏經曰。陽候多語熱也。陰證無聲寒也。發言壯厲實也。發言輕微虛也。若聲音微小不能出。欲言不能復言。此奪氣也。譫言妄語。不別親疎。神明失也。皆主死候。脈要精微論云。言而微。終日乃復言者。此奪氣也。衣被不斂。言語善惡。不避親疎者。此神明之亂也。此節指虛症之譫妄者而言。抉微云。自言死者。元必虛也。喜言食者。胃有火也。言家私者。心必慮而少睡也。言負德者。肝必鬱而多怒也。譫語收財帛。元已竭也。狂言多與人者。邪方實也。石芾南云。腹形充大。鼓之板實者實也。腹皮綳急。鼓之鼜鼜者。虛也。長號數十聲漸止。復如前者。此鬱病也。因痰閉於上。火鬱於下。故長號則氣少舒。經云。火鬱則發之。宜用重劑涌吐其痰。為要。（參冕堂說）

失音與啞風之辨

（一）失音初起其聲粗重者。乃內火為外寒所遏。鬱結於肺症兼外感。此症冬日最多。（二）失聲不粗重。且喉瘡爛痛。日久流連不愈。此肺勞病久嗽恆有之。（三）謳歌失音者。是因歌傷喉。不治亦痊。其有小兒抽風不語。大人中風不語。皆謂之啞風。雖竭力治之。多難挽回。按醫學入門六卷云。聲不清兮固本。即固本丸也。或用單炒槐花夜半服。聲暴失兮潤肺。即潤肺丸再煉蜜脂任意哺。（潤肺丸煉蜜脂法用效）是法治失音頗效。

呻吟護痛及詐病

病者呻吟。以其爲疾痛所苦也。有欲言而先搖頭者。是痛極艱於發聲也。以手護腹。則爲裏痛。護頭。則爲頭痛。但有所護之處。必有痛苦之處。持脈時。病人舌蹇不能言者風病也。若無言蹇風病。或三言三止者。是爲詐痛之態也。或脈之而嚥唾。或脈之而呵欠。皆非有病之徵。以嚥唾者裏氣和。呵欠者。陰陽和故也。此二者。可以別其情之眞僞。我國二千年前。仲師已見詐病論而發明矣。

平脈法云。假令向壁臥。聞師到。不驚起而盼視。若三言三止。脈之嚥唾者。此詐病也。假令脈自和。處言此病大重。當必服吐下藥。針炙數十百處乃愈。

人之詐病。或出於妻妾爭寵。或不肖子弟欺其父兄。世風不古。奸詐機巧日多。凡我醫界之從事於軍醫。保險醫。監獄醫。警察醫。工廠醫者。關於兵役之徵発。勞動之賑恤。保險之賠償。不得不注意於詐病一門。近世德人首著有詐病論。日人木谷祐寬更從而譯補之。名曰詐病及鑑定法書。分內外眼耳神經病等科。雖各國人情互異。習俗不同。然醫者究當參考以通其變。乃不爲病者所欺。

譫語鄭聲之辨別

譫語爲邪實。鄭聲爲正虛。類譫語亦爲虛。此聞診之大法也。而譫語神昏一證。凡屬於溫熱病者。葉吳專責在邪熱逆傳心包。然必舌絳方可用安宮至寶等。神昏一證。王晉三云。頭痛而後神昏不語者。此肝虛。魂升於頂。當用龍骨牡蠣救逆以降之。東垣云熱入血室。晝則明了。夜則神昏。亦屬肝病。然屬肝中實熱也。內經金匱傷寒神昏不識人。以及譫語之病。無不責在胃熱。津液壅溢。結爲痰涎。閉塞隧道。堵其神氣出入之竅。是以神昏不識人也。徐忠可謂若將人頸兩人迎脈按住。其氣即壅遏不識人。（人迎者胃脈也）傷寒論云。陽明病。其人多汗。以津液外出。胃中燥。大便必硬。硬則譫語。小承氣湯主之。又云陽明病。譫語潮熱。反不能食。胃中必有燥矢。宜大承氣湯。此譫語之屬於胃也。內經厥論篇云。厥陰厥逆譫語。張隱菴註肝主譫語者。肝氣鬱也。由此可知譫語一證。屬胃，屬肝，屬心色，之不同也。凡腦病中毒諸症。間有並呈譫語幻視等象者。又石芾南云。亦有虛煩似狂。二症類於譫語者。當以脈證舌苔辨之。不可概以治實熱法治之。又云語不接續爲鄭聲。無人始言爲獨語。均屬虛多。傷寒心法云。心氣虛熱而神不足。則發爲鄭聲。鄭聲爲虛。故音短而細。只將一言。重複呢喃也。凡譫語鄭聲。與陽症同見有屬熱。可以攻之。與陰經病同見。總屬寒症可以溫之。此又當隨其脈證。活法以通其變也。

金匱辨息之主病

師曰。息搖肩者。心中堅。息引胸中。上氣者欬。息張口短氣者。肺痿吐沫。徐忠可註曰。此節三者。全於呼。而認其病之在心肺也。然竟不言呼。而曰息者。蓋出氣雖大。中無小還。不能大呼。故揭出搖肩息引張口六字。而病之在呼者宛然。然不得但言呼。

玉函經註。息者。呼氣出焉。類微喘。而有聲也。呼出心與肺。今火乘肺。

故呼氣奔促。而爲息也。搖肩者。肩隨息氣搖動。以火主動故也。其心之經脈掣引也。因心中有堅實之邪。不得和於經脈。故經脈抽掣搖動。息引胸中。上氣欬者。胸中脈所生也宗氣之所在。火炎於肺。則肺收降之令不行。反就燥。而爲固澁堅勁。氣道不利。所以上氣出於胸中者。則欬也。息張口短氣。肺痿吐沫。此又因炎於肺之甚者。收降淸肅之氣亡。惟從火出。故張口不合也。宗氣亦衰。而息短矣。津液不布。從火而爲吐唾矣。

金匱辨吸之主病

師曰。息而微數。其病在中焦實也。當下之則愈。虛者不治。在上焦者。其吸促。在下焦者。其吸遠。此皆難治。呼吸動搖。振振者不治。上節言息。息兼呼吸而言。偏重在呼也。此節專言吸。又於吸中。而分上中下虛實之辨。徐忠可謂爲聞法之最細信哉。唐容川曰。虛者不治。仍指吸而微數言。中焦實者。如結胸等症。氣不得降也。故下之卽愈。若上焦虛者。內無阻塞。氣本得降。而不返其舍也。故不治。按振振動搖者。亦喘症類也。醫論選。

謂腎爲氣之根。肺爲氣之統。肺主出氣。腎主納氣。陰陽相交。呼吸乃和。若出納升降失常。斯喘作焉。實喘責在肺。虛喘責在腎。實喘者。胸滿聲粗。氣長而有餘。虛喘者。呼長吸短。息促不足。實喘有水邪射肺。有痰飲遏肺。有六氣干肺上氣壅。治宜疏利。虛喘爲腎不納氣。孤陽無根。治宜固攝。虛實分途。陰陽異治。呼吸困難。責在喉頭狹窄。與氣管狹窄。

第十三章　問診大法

十三　問診大法

問晝夜寒熱以知病在陰陽氣血

晝陽也。熱陽也。凡病晝則增劇煩熱。而夜安靜者。是陽自旺於陽分。氣病而血不病也。夜陰也。寒陰也。凡病夜則增劇寒厥。而晝安靜者。是陰自旺於陰分。血病而氣不病也。凡病晝則增劇寒厥。而夜安靜者。是陰上乘於陽分之病也。凡病夜則增劇煩熱。而晝安靜者。是陽下陷於陰分之病也。凡病晝夜俱寒厥者。是重陰無陽之病也。凡病晝夜俱煩熱者。是重陽無陰之病也。凡病晝則寒厥。夜則煩熱者。名曰陰陽交錯。若飲食不入。其人之死。終難却也。

境過問診

嘗貴後賤。名曰脫營。嘗富後貧。名曰失精。此五過論之詞也。五過篇之意。蓋謂無論新貴顯宦。一旦褫奪其爵祿。沒收其家產。與夫富商大賈。忽喪貲斧。定有無限怨尤。無限抑鬱。精氣神。被憂恚悔恨之情志所傷。所以有氣虛時驚。皮焦筋屈。痿躄爲攣。形體毀沮。精氣竭絕等症。此卽失精脫營之病候也。故曰五氣留連。病有所并。

水土問診

五常政論曰。地有高下。氣有溫涼。高者氣寒。下者氣熱。故適寒涼者脹。溫熱者瘡。此言北方地高氣寒。感之易生脹病。南方卑下。氣候溫熱。往居地者。易生瘡瘍或攣痹。卽韓昌黎所謂南方易患輭脚病是也。從知脚氣由卑下濕熱而生。自古爲然。西人以爲服白米乃有此病。服糙米可以愈之。以白米乏維他命之性質也。究之。住南方者何人不食白米。何以患此病者寥寥無幾。竊謂此乃水土不服之症。或者米穀可化其溼熱。故能愈此病症耳。第南方海濱。空氣湛深。氣候溫和。尙合肺結核症之天然療法。惟交通便利。傳染病善於流行。故歷年溼熱症最易盛。若霍亂間歇熱。尤常有之病證。實水土使然耳。西人凡療病用對症藥不愈者。每令其改換水土。最爲有見。

性情問診

凡人之性有鎮靜浮躁二種。性藏於心。心血偏於熱者。性多浮躁。心血和平者。性多鎮靜。平常人往往如是。若中浮躁。不寧。爲邪實。如好靜惡動者。爲正氣虛。

問病十則　參景岳及張心在說

一，問寒熱　病之初起每發寒營。故寒熱爲外感之所有事。經所謂人之傷於寒則爲病熱是也。其症必身熱脈緊。頭痛體痛拘急無汗。此乃與病相應。在上而連肺者多兼喘急咳嗽。其寒熱亦必類瘧。在中而連胃者多妨礙飲食。或生懊憹。或燥煩而焦渴。在下而連腎者多二便失節。或遺淋。若夫瘡瘍毒重者。初起亦必寒熱頭痛身疼。亦與外感相類。鼠疫亦然。然必有發瘡發核之外證可憑。須詳察之。

二，問汗　汗有表裏之分。表邪盛者必寒熱無汗。一汗則邪從汗解。風傷衛者雖有汗而惡風。熱仍不解。陽明症必汗多而潮熱口渴。溫熱病則汗出熱退。不久旋即復熱。其有全無表症。而陽虛自汗者。或陰虛臥則汗出者。亦當隨症細察。

三，問頭身　頭痛身痛。而有寒熱表症可憑者。謂之外盛。其無寒熱而火盛於內者。乃裏熱上衝之症。其脈必洪實。與外感不同。宜用清降。陰虛頭痛者。遇勞苦或情慾而痛愈甚。其有陰寒在上。陽虛不能上達而痛甚者。其症則惡寒嘔惡。六脈沉微。或弦細。若偏風頭痛。每因血虛。婦人尤多。　身痛甚者。有表症則爲外感。無表症者乃痛痺之屬。肌膚灼熱者。必清其火。血凝氣滯者多陰寒。必溫其經。其有勞損病劇。忽身痛甚者。乃榮氣憊。不治之疾也。

四，問便　二便以排泄身中穢惡之氣也。病久而尿毒入血。必小便不甚利。而撮空理綫。乃最危之疾也。陽明病大便躁結。必神昏譫語。若大解行而不甚乾結。或旬日不解。腹中無脹意者。便非陽明實邪。仲景云大便先硬後溏者不可攻。亦以其非實熱也。若夫溼熱病多下溏糞醬糞。而稠粘甚臭。乃熱甚從大便排泄。此則與傷寒辨法不同。

五，問飲食　病由外感而飲食知味者。胃和之象也。其惡食或不能食者。內傷也。欲熱食者。中寒也。素好冷食者陽臟也。在時行之溼熱病。其喜熱食者。則病痰在胸膈。不可誤作寒症。此症最多。知者尚少。

六，問胸　問胸者該胃口而言也。濁氣上干則胸滿。痛爲結胸。不痛而脹。爲心下有痞氣。

七，問聾　清錢斗保云。耳雖少陽之經。實爲腎臟之官。又爲宗脈所聚。問之非惟可辨虛實。亦且可知生死。凡人之久聾者。此一經之閉。不足爲怪。惟因病而聾。不可不辨。熱論篇曰。傷寒三日。少陽受之。故爲耳聾此在經氣閉而然。素問曰。精脫者耳聾。若病至聾極。絕然無聞。此誠精脫之症。余經歷數人。皆至不治。

瓆按溫熱症耳聾者甚多。熱壅於上者清肺可愈。內經所以有耳聾治肺之說也。若病至下焦。半虛半實。用吳鞠通減味復脈湯。亦多效。余生平驗之屢矣。未可斷爲不治。素問精脫耳聾。或者指久病及雜病而言耳。

八，問渴　寒熱虛實俱有渴。大抵以口中和。索水不欲飲者爲寒。口中熱引飲不休者爲熱。大渴譫語不大便者爲實。時欲飲水。飲亦不多。二便通利者爲虛。口渴而喜熱不喜冷者。中寒也。寒何能渴。以水虧故也。第胸有痰飲者恆喜熱而不甚渴。未可以其喜熱惡冷。而謂之中寒。

九，問舊病十問因　問舊病者。即前篇所云既往症是也。問致病之因者。即外感內傷。及各病之來源是也。須參攷詳明以爲用藥之準。

可兼服藥參機變

藥以治病也。其可一病同一藥。而有效有不效。則必窮其所以不效之故而施治。所謂活法變通。存乎其人也。

婦人尤必問經期。遲速閉崩皆可見。婦人經病。不過遲速閉崩四者而已。問之以分別病情。兼察其孕否。

第十四章

切診

脈源　脈者血脈也。與心之跳動相合。故內經云心之合脈也。其榮血也。西醫云心爲血之渠。脈爲血之溝。合二者而參攷之。其宗旨亦適相符。然西醫每謂脈之源發於心。故其診脈多根据心臟而言。拘執於形質之末。此正西醫之缺點也。不思心不能自動。必賴肺之呼吸以推動之。而後血脈得以周流無滯。故曰一呼一吸。脈來四至。心雖能運血。必賴肺之呼吸。引天氣以化血中之穢氣。而後脈得以運血於周身。我國醫學說。每云氣者血之帥。又云血脫宜益氣。可見脈之跳動。不專在於心也。

心體本虛。爲血所聚。因縱隔分爲左右二部。左曰左心。自肺受血。輸之於身體。故亦曰身體心。爲肺中鮮紅血之歸宿處。全身鮮紅血之發源地。右曰右心。自身體受血輸之於肺。故亦曰肺心。爲全身暗赤血之歸宿處。肺中暗赤血之發源地。二心各屬一系。絕不相交通。

左右二心。又各以横隔分爲上下二部。上曰房。其壁薄。自靜脈受血者也。下曰室。壁較厚。輸血於動脈者也。房室之間。有孔曰房室孔。亦曰靜脈孔。乃血自房入室之通路也。房室孔有瓣以司啓閉。防血之逆流也。

右房大。在心基右半部。爲全身暗赤血之歸宿處。上壁與後壁各有孔。以通上下二大靜脈。卽全身暗赤血之輸入口。下壁有右房室孔以通右室。卽右房暗赤血之輸出口。

左房較小。在心基左半部。爲肺中鮮紅血之歸宿處。後壁上部有四孔。以通肺靜脈。卽肺中鮮紅血之輸入口。下壁有左房室孔以通左室。卽左房鮮紅血之輸出口。

右室在右房之下。形扁圓。壁較薄。自右房室孔。受暗赤血於右房。因肺動脈口。輸之於肺動脈。實肺中暗赤血之發源地也。

左室在左房之下。形如圓椎。其壁厚。自左房室孔。受鮮紅血於左房。因大動脈孔。輸之於大動脈。實全身鮮紅血之發源地也。

右房室孔之瓣。分裂爲三。曰三尖瓣。左房室孔之瓣。分裂爲二。曰二尖瓣。亦曰僧帽瓣。常懸垂室中。及室收縮。則向房室孔緊閉。防血逆流於房也。

脈管之分歧

脈之枝。恰如樹。千歧萬別。散布全身。無所不至。但各枝。多互相交通。以防血行之異常。枝之末端。皆網狀連絡。以供血液之還流。

脈分動脈靜脈者。以發血管距心臟近。其中血液。受心之壓力。而來搏動。故名動脈。迴血管距心臟遠。其中血液。平等徐行。不起搏動。故名靜脈。

動脈皆在深部。爲筋肉所掩蔽。故其搏動不可觸知。其中惟二三部。露出於皮下。可觸知脈搏而已。

靜脈有淺深二種。深靜脈。多與動脈並行。淺靜脈。則獨行於皮下。如露出於頭頸軀幹。四肢皮膚之紫筋。即淺靜脈也。

統觀以上數條。左曰左心。自肺受血。右曰右心。自身體受血以輸於肺。由肺來者爲鮮血。由身體來者爲赤血。其由肺歸宿於心則一也。血既由肺與身體爲之運輸。以催進心臟之動作。故察脈者。不徒能察心肺之病。卽周身之病。亦有時而發見於脈。況我國脈書。大率由無數名醫。經驗而得。在察病時扼重要之位置。彼習洋派醫者。竟以脈書爲不足信。夫豈其然。

血自左室出發。入大動脈。經毛細管過靜脈。歸右房。通右靜脈孔。入右室。是謂全身循環。再自右室出發入肺動脈。經肺毛細管過肺靜脈。歸左房。通左靜脈孔。入左室。是爲肺循環。每一循環。約需時二十三秒。大約脈二十七至。則血循環一周。

心動則脈動。其動數每隨年齡男女呼吸飲食。筋肉運動。精神感動。體溫升降而有異。但壯年靜息時。平均一分鐘約七十二搏。

因形氣以定診

按西說脈數常隨身體之動靜而變化。不但身體運動。則脈數加多。卽身體變位置。脈數亦變化。如平臥時脈數減少。端坐時與起立時。脈數增加是。重病後及恢復期尤著。有僅使患者起坐於牀褥。即見脈數甚加多者。故計脈以仰臥爲最宜。是說也。亦足資以參攷。不思平人起立。脈數當無甚異。以形氣和也。若久病氣血已虛。一動作則氣升。而血脈之跳動轉急。西人論脈。恆以疾徐爲斷。而所以然之理。未甚分曉。以此見其診法之疏。

按西說又云。身長增則脈數隨而減。故矮人之脈數比偉人多。是說也据之實驗。間或有之。因其心力跳動之遠近有不同故也。不思肥盛人氣血多滯。矮小者氣血多熱。故脈之遲速有增減之分。究之僅根据遲速以言脈。與我國診法之以神不以迹者。大相懸絕。我國亦有依形氣以定診之說。以肥盛之人。氣居於表。六脈常帶浮洪。瘦小之人。氣歛於中。六脈常帶沈數。二者雖殊。而勞力之人。則脈恆大而洪數。勞心之人。則脈恆小而和緩。尤當有別。若夫性急之人。五至方爲平脈。性緩之人。四至便作熱論。北方之人每見實強。南方之人。恆多軟弱。少壯之脈多圓潤。老年之脈多弦勁。遠行之脈必疾。久饑之脈必空。室女尼姑之脈多濡弱。嬰兒之脈常七至。經曰。形氣相得者生。參伍不調者死。其可不察於此乎。

憑胃氣以定診

西人察脈。但据心力之跳動以爲憑。以動脈只關心也。我國論脈。則全以胃氣爲本。溯脈之原也。夫脈出於心。我國並非不知。而何必以胃氣爲本。良以脈者血脈也。飲食入胃。散精於肝。輸精於肺。以化血而入心。則胃氣爲生血之原。亦卽爲察脈之原。故脈貴於和緩。以和緩乃胃氣。六部中無一刻可離者。緩而和勻。不疾不徐。不大不小。不浮不沉。意思欣欣。悠悠揚揚。難以名狀者。此胃氣脈也。脈貴有神。貴此胃氣耳。故緩非病脈。必緩中有兼見之脈。方可謂病。如緩而大。緩而細者是。餘可類推。

就脈形以定診

我國脈書。以八脈爲大綱。浮沉遲數。滑濇大小是也。而西人亦有八脈。曰數遲。指脈流薄疾。去來極慢而言。曰疾徐。指往來流利。往來艱澀而言。曰入小指洪細而言。曰硬軟。指實弱而言。與我國言脈形。無何等之差別。

但主病則有不同。茲詳列如左：

數脈遲脈　西醫云健康之體。其脈搏一分時七十二至。若多至八九十至。即數脈。少至五六十至即遲脈。此與我國言一息六至一息三至大概相類。其謂遲數。關於心臟運動機。運動機奮興。則心動數增進而起數脈。運動機衰弱。則心動減少而現遲脈。此與我國言數爲熱。遲爲虛亦相等。

數脈之原因

（一）熱病者。體溫上昇與脈數加多一致並行。据黎氏說。大人體溫昇一度。脈搏增八至。因鼓舞神經中樞。（即交感神經）與心壁筋質俱受熱血之刺激而奮興。故心動加速。大抵一分時百至示中熱。百一十至示高熱。故醫者檢脈之數可卜熱度高低。間有達百二十至以上者。常爲不良之徵。但小兒熱病時。脈數增至百五十至以上。尚不見小兒之危殆。因其生理之脈。原比大人爲多也。熱病時加以催進脈數之諸因「如肢體運動精神激動心臟病變等」則脈益數遂與熱度失平衡。如腸窒扶斯併發肺炎時脈極數是。熱病時加以減退脈數之諸因。則脈似近於遲。如熱病併發腦膜炎時。則脈不數是。腸窒扶斯之脈數。其溫度稍少。溫度昇至三十九度以上。脈數不過百至內外。猩紅熱。則脈數比溫度加多。每達百二十至。至百五十至。恒起心臟衰弱之虞。視此則知熱病心動之加速。除熱血刺激外。細菌毒素之作用亦與有力。

(二)貧血者。心臟病者。重病之恢從期者。殆因心臟或延髓之奮興異常。故徼受誘因。「如消化飲食動作身體觸動精神等」即心動增數而起數脈。

(三)神經質者。神經衰弱者。其身體稍運動。精神稍感觸。則心動增速。殆因心經之奮興性亢進。

(四)心臟病之末期。「如心筋炎心筋衰弱心瓣膜病之代償機障礙等」及熱病之虛脫時。因心臟痲痹。或全身動脈弛緩。而血壓下降。則腦動脈血壓亦下降。於是迷走神經中樞之刺激衰。而鼓舞神經之腦端極奮興。遂增心動而起數脈。

(五)胃腸病及腹膜炎。因刺激反射。使心動加速。一分時脈數至一百二十至乃至一百四十至。小而且軟。

璜按西醫言脈。概根据心臟跳動以爲標準。其言數脈由於熱血之刺激而奮興。與我國脈書之以數爲熱者。大旨亦同。其言貧血一受誘因。卽心動增速而起數脈。此則血虛氣盛之故。血不足配氣。故動作則氣升而脈急。神經性之心筋易於奮興者。亦我國遇勞陽升之症。西醫知其然。而不知其所以然也。惟心臟病末期。及熱病虛脫時。往往脈數增加。此乃由心臟失其調節。我國舊說謂之邪盛正虛。西說則從實質處體驗而來。亦足爲參攷之資料。然以爲得診脈之玄機。則未也。玆再將我國之言數脈者列後。數脈五至六至。凡急疾緊促之屬。皆其類也。爲寒熱。爲虛勞。爲外邪。爲癰瘍。滑數洪數者多熱。澀數細數者多寒。暴數者多外邪。久數者必虛損。數脈有陰有陽。今後世相傳。皆以數爲熱脈。及詳攷內經。則但曰諸急者多寒。緩者多熱。滑者陽氣盛。微者熱。曰麤大者陰不足陽有餘。爲熱中也。曰緩而滑者爲熱中。舍此之外。並無以數言熱者。而遲冷數熱之說。乃出自難經。云數則爲熱。

遲則爲寒。舉世皆宗是說。不知數熱之說。大有謬誤。試觀內熱伏火等症。脈反不數。而惟洪滑有力。如經文所言者是。數脈之辨。大約有八。此義失眞。相傳遺害。弗勝紀矣。玆列要如左。諸所未盡。可以類推。

(一)外邪有數脈。凡寒邪外感。脈必暴見緊數。然初感便數者。原未傳經。熱自何來。所以只宜溫散。卽或傳經日久。但必數而滑實。方可言熱。若數而無力者。到底仍是陰證。只宜溫中。此外感之數。不可盡以爲熱也。若概用寒涼。無不殺人。

(二)虛損有數脈。凡患陽虛而數者。脈必數而無力。或兼細小而證見虛寒。此則溫之且不暇。尙堪作熱治乎。又有陰虛而數者。脈必數而從滑。雖有煩熱諸證。亦宜愼用寒涼。若但淸火。必至脾泄而敗。且凡患虛損者。脈無不數。數脈之病。惟損最多。愈虛則愈數。愈數則愈危。豈數皆熱病乎。若以虛數作熱數。萬無不敗者矣。

(三)瘧疾有數脈。凡瘧作之時。脈必緊數。瘧止之時。脈必和緩。豈作卽有火。而止卽無火乎。且火在人身。無則無矣。有則無止時也。能作能止者。惟寒邪之進退耳。眞火眞熱則不然也。此瘧疾之數。故不可盡以爲熱。

(四)痢疾有數脈。凡痢疾之作。率由於寒溼熱內傷。故脈恆數。其病久脾腎俱損。亦或脈數。但兼弦澀細弱者。總皆虛數。非熱數也。悉宜溫補命門。百不失一。其有形證多火。年力强壯者。方可以熱數論治。然必見洪滑實數之脈。方是其證。

(五)癰瘍有數脈。凡數脈身無熱。而反惡寒飮食如常。或身有熱而得汗不解者。卽癰疽之候也。然瘡瘍之發。有陰有陽。可攻可補。亦不得盡以脈數者爲熱證。

(六)痘疹有數脈。以邪毒未達也。達則不數矣。此當以虛實大小分陰陽。亦不得以數爲熱脈。

(七)癥癖有數脈。凡脅腹之下。有塊如盤者。以積滯不行。脈必見數。若積久成疳。陽明壅滯。而致口臭牙疳發熱等證者。乃宜淸胃淸火。如無火證而脈見細數者。亦不得認以爲熱。

(八)胎孕有數脈。以衝任氣阻。所以脈數。本非火也。此當以强弱分寒熱。不可因其脈數。而執黃芩湯爲聖藥也。

按以上數脈諸症。凡邪盛者多數脈。虛盛有火者亦多數脈。則其是熱非熱。從可知矣。

璜按難經遲寒數熱之說。言常法也。景岳言內熱伏火。閉塞太甚。脈反不數。言變法也。楊栗山寒溫條辨闡發頗詳。確有是症。張壽頤補出熱閉致脈形窒滯。意義較足。但駁數而無力爲陰症之非。并舉陸九芝說。以正景岳之誤。於理欠圓。夫精於醫者。必脈症互參。方爲周至。數而無力。固有熱症。究竟必有他熱候可憑。然据西說神經衰弱者。稍感觸則心動甚速。心臟病之末期。亦起數脈。自不能確斷爲溫中之失。至痢疾溼熱凝滯。居大多數。然璜治虛寒痢。有用眞武湯理中湯而奏效如神者。似未可謂其百不得一。僅執苦寒盪滌一法。**以錮蔽後人耳目也**。

遲脈　脈來遲緩者卽遲脈。於左列狀態見之：

(一)脂肪心及心筋炎。因心筋破壞。動作減少。或由發生二病之冠狀動脈硬變。其脈至數銳減。一分鐘不過三十至或四十至。或有減至每分鐘八至者。

(二)大動脈口狹窄。在本症脈搏數雖減少。大約以六十至爲準。

(三)窒息時常見遲脈。是因肺之換氣障礙。血中酸素減少。炭酸增加。延髓迷走神經受其刺激而然。

(四)心機增劇。見諸急性腎炎。尤以猩紅熱性腎炎爲甚。是時左室每致肥大。

(五)大出血後動脈血壓猝然下降。脈數甚減少。

(六)下腹臟器疼痛性病。如胃潰瘍鉛毒疝痛之類。尤易著明。

(七)肝發黃疸。因胆汁酸入血中。侵害心臟。使其作用微弱。脈轉緩遲。一分鐘僅四五十至。

(八)腸窒扶斯胃腸炎。痲疹實扶的里。格魯布性肺炎等。有時現遲脈。是因心筋受傳染病毒之作用。而發炎變性。

(九)增加腦壓。腦膜炎。腦腫瘍。腦水腫。腦出血等。因內腦壓增高。刺激該神經之疾患。遂見遲脈。迨壓迫久而迷走神經痲痺。則見數脈。

(十)急性傳染病之分劃期。「如肺炎分利期」因傳染病毒侵害心臟。或迷走神經。遂見遲脈。

(十一)急性關節炎。亦有見遲脈者。

(十二)高年者雖心藏無著明疾病。而脈搏有時減少。又當極餓時「食道狹窄賁門狹窄」有減至四十八至以下者。

璜按此節西醫言遲脈。凡肺病。腎病。黃疸病。胃腸病。腦腫瘍。關節病。無不發見於遲脈之內。卽無非由心筋之擾害而來。可見心爲一身之主。運血於周身。無處不到。故周身之病狀。亦時常發見於脈。洋派醫每譏國醫謂脈只一條血管。何能分寸關尺以察周身之病。何以此章凡心肺胃腸肝腎等病。在遲脈中已應有儘有。可見彼國論脈。僅能審察形體。而未能於神氣中求之。迹似精而實粗也。今以我國脈症互參之法絜之。較爲確切有据。仲景云。脈遲微惡寒。而汗出多者。爲表未解。脈遲頭眩腹滿者不可下。陽明病脈遲有力。汗出不惡寒。身重喘滿。潮熱便鞕。手足濈然汗出者。爲外欲解。可攻其裏。又太陽病脈浮。因誤下而變遲。膈內拒按者爲結胸。此皆熱邪內結之明驗也。程郊倩云。遲脈亦有邪聚熱結。腸滿胃實。阻住經隧而然者。今驗有癥瘕痃癖壅遏隧道而見遲脈者。是雜病亦不可概以爲寒也。總之察脈僅診法之一。必以病證互參。方可定斷。惟言其常法。則遲脈多屬心臟之氣不充。郭元峯脈如云。遲脈多屬虛寒。浮遲表寒。沈遲裏寒。遲濇血病。遲滑氣病。有力冷痛。遲兼滑大。風痰頑痹。遲兼細小。眞陽虧損。皆主陽虛陰盛之證。此外更有如遲之脈。凡傷寒初解。遺熱未清。經脈未充。胃氣未復。必脈見遲滑。或遲緩。惟當清養滋液。以善其後。臨證者不可不知。

疾脈徐脈　疾脈即緊脈滑脈往來流利　徐脈即緩脈濇脈往來艱濇

一分時內脈數無變化。惟覺脈搏感於指極速者。曰疾脈。感於指極徐者曰徐脈。是關於動脈縮張之速力。蓋心之收縮雖强。而血量不增。於是血液通過動脈極速。而動脈之縮張亦速。遂現疾脈。故檢脈可以知動脈縮張之緩急。

疾脈之起。其病如左。

(一)大動脈瓣不全閉者。因左室肥大。以强力射出血液於動脈。故動脈之膨脹强且速。既射出之血液。一分直達毛細管。一分以瓣膜不全閉。速逆流於左室。故動脈內血量頓減。而速收縮。遂起疾脈。

(二)滲出性心囊炎者。因心腔狹窄血流迅速。故起疾脈。

(三)熱浴後。稀血病。「拔設度烏氏病」脚氣等因動脈管壁弛緩。亦起疾脈。

徐脈之起。其病如左。

(一)大動脈口狹窄者因血液入口不易。流通又緩。故動脈之縮張亦緩。遂起徐脈。或曰大動脈口狹窄者。因心冠動脈亦乏血液。故起徐脈。

(二)動脈硬化者。因動脈之彈力減少。抵抗增加。而縮張緩徐。遂起徐脈。

(三)鉛毒疝痛者。因動脈緊張。縮張緩慢。亦起徐脈。

（四）黃疸者。因胆汁酸侵害心臟。使心動遲徐。故起徐脈。

璜按西醫所謂疾脈者。以搏動較强而言。故云脚氣或熱浴後。亦可見疾脈。以其動脈管强勁。而膨脹甚速也。謂之動脈管較動較速則可。謂疾脈卽緊脈滑脈卽不可。觀李中梓診脈法象云。疾爲急疾。數之至極。七至八至。脈流薄疾。其主病又云。疾爲陽極。陰氣欲竭。脈號離經。虛魂將絕。漸進漸疾。旦夕殞滅。是病見疾脈。已法在不治。緊脈滑脈。斷不致如此危重。自不得以緊滑二脈。與疾脈混同立論。且曰疾曰極。惟傷寒熱極。方見此脈。非他疾所恆有。若癆瘵虛憊。亦或見之。總是陰髓下竭。陽先上亢之症。呼吸短氣。至此而極。夫人之生死由乎氣。而氣之緊散由乎血。凡殘喘之尙延者。祇憑此一綫之氣未絕耳。一息八至。氣已將脫。病至此藥石殆將無靈。西醫僅主動脈急於收縮。謂之疾脈。且謂血液自肥大之左心室。以强力射出於動脈內。故見此疾脈。此乃僅指大動脈瓣之一症而言。與我國之言疾脈者不同。最宜分別。

西醫以徐脈謂卽緩脈。濇脈。以徐脈爲濇脈是矣。謂徐脈卽緩脈。則不合。夫緩脈卽寬舒和緩之象。乃無病脈之謂也。古人謂之胃氣。本大易至哉坤元。萬物資生之義以立說。爲診察病症生死。最有價値之名詞。習西醫者。不知此理。妄以徐脈當之誤矣。若其以徐脈爲濇脈。則確定不易。西說云心冠動脈乏血液。則見徐脈。此與我國脈書所言濇爲血少。大旨相符。且其言動脈徐徐擴張。徐脈收縮。亦卽我國言如輕刀刮竹。阻滯不滑之意。在西醫診此脈。以爲動脈硬變。老人尤然。而我國則以爲不論男婦。凡尺中沈濇。必艱於嗣。血少精傷之確證也。如懷子而得濇脈。則血不足以養胎。如無孕而得濇脈。將有陰衰髓竭之虞。大抵一切世間之物。濡潤者則必滑。枯槁者則必濇。故謂滑爲痰飲。濇主陰衰。理有固然。無可疑者。

大脈小脈（大脈卽洪脈小脈卽微脈細脈）

脈管搏動之面積廣者。曰大脈。面積狹窄者曰小脈。其原因有三。

(一)關於心機之强弱。蓋心機强。則射出之血量多而脈搏大。如左心室肥大者。起大脈是。然大動脈口狹窄者。左室雖肥大。不起大脈。因射出之血量少也。

(一一)關於脈管之廣大者。起大脈。脈管狹窄小者。起小脈。在健體已甚不同。

(二)關於動脈系內血量之多寡。蓋血量多。則脈管之擴張大而起大脈。如多血證及大動脈瓣不全閉之脈搏强大是。血量少。則脈管之擴張小而脈搏亦小。如心力衰弱者。貧血劇度者。僧帽瓣口或大動脈口狹窄者。俱起小脈是。故檢脈可以知血量之多寡。

脈搏甚小者。曰絲狀脈。脈波極細。惟覺動脈壁微震動者。曰微震脈。脈搏極小。不能觸知者。曰不感脈。是皆死徵。惟瀕死時心力極衰弱者見之。璜按大脈似洪不是洪。即小脈亦不專指微細。西說拘於脈管之廣狹大小。非診法之善者也。彼謂脈管之廣狹。及動脈系內血量多則起大脈。貧血甚則起小脈。似專指血量多寡而言。而攷之素問脈要精微論明云。大爲病進。又云。細則氣少。似不能以脈管廣狹四字抹煞一切。我國於大小二脈多兼言氣。病能篇云。肺氣盛則脈大。調經論云。血氣與邪幷客於分腠之間。其脈堅大。又云。厥氣上逆。寒氣客胸中。則血凝泣。其脈盛大以濇。經云。脈大者氣血俱多。脈小者氣血皆少。玉機藏論云。脈細皮寒氣少。三部九候論云。形盛脈細。少氣不足以息者危。甲乙病形脈診篇云。形充而脈小以弱者氣衰。靈樞論疾診尺篇云。尺膚寒。其脈小者泄。少氣。時脈有乍大乍小者。豈動脈管忽而充血。忽而貧血乎。須知血管之有動脈。雖由心房逼血行於周身。而究其跳動之原因。則人身之眞氣爲之。從知人之生活。一口氣耳。氣離則死。彼其心房之血。不猶然存在乎。而何以氣脫。則脈之跳動亦與之俱停乎。故知脈之大小。雖有充血貧血之分。而實由於氣之奮迅與不奮迅之別。大爲病進。邪氣盛也。陽明躁實堅之症。脈多洪大而實。一用下法。脈遂小而和緩。正氣復也。小弱而濇。胃氣不足之徵也。小而久按有力。實熱固結。由於正氣不充。不能鼓熱外出也。大法如是。尚有未盡之旨。再攷余中西脉學講義自明。

硬脈軟脈（硬脈即堅實脈 軟脈即虛弱脈）

脈搏非强力不能壓止者。曰硬脈。用微力得以壓止者。曰軟脈。是關於心力之强弱。而動脈壁之緊張。亦與有力也。蓋心力强。則動脈之血壓高而脈硬。心力弱。則動脈之血壓低而脈軟。故檢脈可以察動脈中血壓之高低。

硬脈之起。其病如左。

（一）左心室肥大者。因心力强盛。射出血量又加多。故現硬脈。

（二）大動脈瓣不全閉者。因左心室肥大。血量又加多。致動脈內血壓亢進。

（三）大動脈口狹窄者。動脈系內血量雖減。然因左心室肥大。以强力壓血液入動脈。故脈搏小而硬。

故起硬脈。

（四）急性腎炎及腎臟萎縮兼心藏肥大者。一因動脈緊張。二因動脈內血壓亢進。三因血管內膜發炎症。致脈搏硬固。恰如針條曰針條脈。故熟鍊之醫。一觸橈骨動脈。卽知本病之存在。

(五)動脈硬化者。因脈管硬固。縮張緩徐。故脈搏硬而徐。

(六)鉛毒疝痛者。因動脈甚緊張。血壓大亢進。故起硬脈。

(七)腦出血腦膜炎之初期。因血管運動神經受刺戟。血壓亢進。亦起硬脈。

軟脈之起。其病如左。

(一)僧帽瓣口狹窄者。因動脈系內血量減少。故起軟脈。

(二)身神過勞。心動過劇。心筋罹病者。因心臟衰弱。脈搏小而軟。

(三)大出血。劇貧血者。因全身血量減少。亦起軟脈。

瓚按素問云。脈實血實。此卽西醫硬脈中。言心力强盛。射出血量加多之說也。傷寒平脈論云。諸軟亡血。此卽西醫貧血失血。亦起軟脈之說也。据西說大動脈口狹窄。因左心室肥大。以强力壓血液入動脈。故其脈搏小而硬。素問平人氣象論。亦曰脈小實而堅者。病在內。以心合脈其榮血六字訓之。可知素問與强力壓血諸說。理義本自可通。但我國言脈。重神機而不重形質。與西洋脈學。多有不同之點。今即以硬脈軟脈分別言之。

(一)硬脈卽堅實之脈。据洋派醫謂强力逼血入於血管。然据素問平人氣象論云。泄而脫血脈實難治。玉機眞臟論亦云。脫血而脈實難治。謂其正氣已衰。無和緩氣之絕脈也。果心能以强力逼血入於脈管。何致難治。況眞臟論且有脈實以堅。則病根深固而益甚乎。察脈之主於和緩。職此之由。

(二)傷寒陽明篇。脈實者宜下之。又勞復篇傷寒差後。脈沈實者以下解之。是脈實又指實熱而言。一用下法。而脈平熱退。自不得以强力迫血之脈。混同立論。

(三)實脈主邪氣盛滿。堅勁有餘。見此脈者。必有大邪大熱。大積大聚。攷診宗三昧云。實爲中外壅滿之象。經所謂邪氣盛則實也。郭元峯脈如云。實主火熱有餘之症。或發狂譫語。或陽毒便結。或咽腫舌强。或脾熱中滿。或腹痛下利。宜先下之。癰疽脈實。尤宜急下。以邪氣在裹故也。此外又有如實之脈。久病得此。孤陽外脫。脈必見弦數滑實。故書云久病脈實者凶。

（四）傷寒平脈法云。諸軟亡血。言柔軟即血管空虛之候。與西說可以互證。

（五）軟即濡也。診家樞要云。濡爲血氣俱不足。爲少血。爲無血。爲疲損。爲自汗。爲下冷。爲痺。李瀕湖云軟主血虛。又主傷溼。得此脈者。每多胃陽不振。故石頑診宗三昧云。濡爲胃氣不充之象。凡內傷虛勞泄瀉。少食自汗。喘乏。精傷。痿弱之人。其脈大率軟而乏力。

統閱以上診法。是洋派醫以遲數疾徐大小硬軟爲大綱。而按之我國則以浮沈遲數滑濇大小爲大綱。究竟疾徐與遲數。無大分別。依我國脈法。則浮沈二脈。尤佔重要之部份。淸錢斗保云。凡脈因部位而得名者。皆統於浮沈。以診法原須有浮中沈三按也。西醫以脈波計測脈。倘脈伏骨底。豈測量所能明了。即浮微而似蛛絲。指下尙覺難明。豈脈波計之曲綫所能分曉。故知診法中西確有不同。而亦均有實驗。均有異同得失之處。互相攻詰。甚無謂也。時賢周徵之於脈義殊有體會。茲摘錄之。以見我國脈法之精。

周徵之脈義。靈樞邪氣臟腑病形篇。以緩急大小滑濇爲提綱。而以微甚緯之。實開千古診脈之奥。後世有僅以浮沈遲數分綱者。終嫌漏而不備。余擬合此二者之十字爲一。而仍以微甚爲緯。則但於十字之中。錯綜離合。而於二十八脈之形狀了然矣。然此特詳析其形狀。猶不足盡脈之玄妙。滑伯仁謂必須識得上下去來至止六字。則脈法之妙藴也。辨脈之理。先講位數形勢四字。則於百脈無所不該。卽無二十八脈之名。亦無不可。位者浮沈長短也。數者遲數也。形者虛實弦滑也。勢者則上下去來至止也。以此位數形勢四者爲經。更緯之以微甚兼獨四字。則百病之寒熱虛實。今從此八字中分合貫串。而無遁形矣。指到脈上。卽點識其孰沈孰浮。在寸在尺。繼調其息。卽辨其或遲或速。繼察其體。卽了然於虛實長短滑濇。審此三者。指下已有定象。乃就此定象。再審其或微或甚。及獨見一脈。兼見何脈。再細玩其上下起伏之盛衰。動止之躁靜。去來之形勢。而眞象無不顯然矣。

失調脈及不整脈

計分乍大乍小。及結促代四種。

乍大乍小之脈。神經性病及熱病日久。有

礙及心臟者恆見之。西說謂心臟衰弱。故脈息不調是也。此外有一二休息時不能觸知者。謂之結代脈。心臟收縮。剋期間歇者。謂之間歇脈。在我國則謂促爲熱。結爲積。代爲本臟不至。他臟代至。與西說所謂交換脈者。意義略同。

第十五章

察目

目白睛黃。有貧血溼熱一種。貧血者必淡黃。金黃色者。黃疸也。眼胞忽陷。目睛直視、豫後必難治。因目之神機已奪也。開目欲見人。屬陽。閉目不欲見人。屬陰。目睛不明。神水已竭。不能照物者。亦難治也。凡目睛明能識見者可治。睛昏不識人。或反目上視。或瞪目直視。或目黯正圓。或戴眼反折。或眼胞陷下。睛昏而不識人者。皆不治也。凡目中不了了。睛不和。熱甚於內也。凡目疼痛者。屬陽明熱。目赤者亦熱甚也。目瞑者必將衄血也。白睛黃者將發身黃也。凡病欲愈者。目眥黃也。

凡治病須察兩目。或赤或黃。赤者爲陽證。凡目色清白。而無昏冒閃爍之意者。必非火證。不可輕用寒涼。眼眵多結者。必因有火。蓋凡有火之候。目必多液。液乾而凝所以爲眵。卽如肺熱甚。則鼻涕出而多。目爲熱迫。則多眵。亦其類也。

目者至陰也。五臟之精華所聚。熱則昏暗。水足則明察秋毫。如常而瞭瞭者。邪未傳裏也。若赤若黃。邪已入裏矣。若昏暗不明。乃邪熱居內燒灼。腎水枯涸。故目無精華。不能朗照。一用下法。熱去則目清矣。

第十六章

看舌看齒大法

古時分望，聞，問，切。無所謂看舌法也。杜清碧分三十六舌。張石頑舌鑑。繪圖至百二十舌。分析愈多。愈難得執簡取繁之法。至葉天士診舌。別有不傳之妙。其論溫邪初起。舌白而躁者。肺陰亡也。舌中心絳乾者。心胃火燔也。舌白如粉者。熱據上焦也。舌黃黑者。熱據中焦也。舌尖紅絳者。心營暗熾也。舌中心焦黑者。腎陰涸。心胃火熾也。舌厚芒刺。斷裂燥裂者。火熾血涸。欲成風痙也。舌乾枯而短者。腎氣竭也。舌生大紅點者。熱極生疳也。無胎而紅絳者。熱傷血分也。有苔而黃白者。熱滯胃脘也。又白苔在雜症。是胃中積滯。白苔在溫症。亦屬積滯。兼有熱邪。若熱甚。一二日間多變黃黑。且舌白而尖漸紅。口漸燥。其爲熱亦何疑。若無苔而舌白兼淡紅者。方是虛寒。亦非溫症所有。溫症中舌尖紅。多煩燥譫語。宜清心。若舌厚而燥。或黃或灰。或黑。急下存陰。舌苔不厚而乾。大劑救陰。初起舌白厚。病在氣。宜宣通。病久黃厚。宜宣通血分。病久有苔而燥。瀉積救陰。病久無苔而乾。滋陰養液。有舌白而語譫者。病在肺胃。其舌必乾。有舌紅絳而語譫者。熱在心營。舌灰舌黑。無不譫語。其不譫語。太陰證。非溫症也。舌色紫亦熱傳營分。舌乾枯者。陰液竭也。若唇焦齒煤。腎水已枯。更難得效。雜症舌中心絳乾。須清營熱。若舌中心灰色。有津。須引火歸原。若舌黃味苦。味酸。皆脾經有裏。其脾虛者必口苦淡。大抵無苔而淡白者寒。無苔而紅絳者熱。淡白而乾者。須桂附補命火。則津液蒸蒸上潮於肺。則津自生。不得以口乾躁而用寒涼。以其與溫症之舌乾有別也。

第十七章

察氣病（氣虛證說本俞氏）

肺主宗氣。而運行周身。脾胃主中氣。而消化水穀。腎中命門主藏元陽。而統一身之元氣。肺氣虛者。氣喘息促。時時自汗。喉燥陰低。氣少不能言。言而微。終日乃復言。中氣虛者。四末微冷。腹脹時減。復如故。痛而喜按。按之則痛止。不欲食。食不能化。大便或溏或瀉。肢冷微麻。元氣虛者。虛陽上浮則咽痛聲嘶。耳鳴虛聾。兩顴嫩紅。帶白。頭暈心悸。時或語塞澀。時或口角流涎。瞳神時散時縮。時而下眼皮跳。時而眼睛發直。時而言無倫次。時而兩手發戰。時而手足發麻。時而筋惕肉瞤。時而睡臥自覺身重。時而心口一陣發空氣不接續。此皆病人平素氣虛之證據。若偶感外邪。必先權衡其標本緩急。標急治標。本急治本。選和平切病之品。一使其病勢漸減。一使其正氣漸復。雖無速效。亦無流弊。

氣實證

肺氣實而上逆。則有胸痞頭眩痰多氣壅等症。甚則喘不得臥。張口擡肩。胃氣實而中滿。則有嘈雜懊憹噯腐吐酸等症。甚則食不能進。嘔吐呃逆。腸氣實而不結。則有腹脹滿繞臍痛。大便燥結膠閉。或挾熱下利。或熱結旁流等症。甚則喘冒不得臥。潮熱譫語。肝氣實而上衝。則有頭痛目眩。嘔酸吐苦等症。甚則消渴。氣上衝心。心中痛熱。橫竄則有肢厥筋攣手足瘈瘲等症。下急則有腹痛便泄裏急後重等症。甚或男子睾丸疝疼。女子小腹腫痛。陰腫陰痛。帶下崩中。其中必有痰熱溼熱食滯鬱結伏火內風等因。治必先其所因。伏其所主。對症發藥。藥宜專精。直去其邪。以安其正。

附短氣與喘氣之別

短氣者。氣短而不能相續之謂。似喘而非喘。若有氣上衝。而實非上衝也。喘者張口擡肩。搖身滾肚之謂。氣上衝者。裏氣時時上衝。短氣有虛實之別。心腹滿而短氣。邪在裏。謂實也。腹濡滿而短氣。邪在表。而作虛也。大概短氣爲實。金匱要略曰。短氣不足以息者實也。若夫喘病則實症爲多。內經云。諸病喘滿皆屬於熱。河間亦云。病寒則氣衰而息微。病熱則氣盛而粗大。華元化亦謂盛則爲喘。以上諸說皆主實論。其有臍氣從臍下上奔而作喘者。乃腎虛不能納氣。大與實症有別。

第十八章

血虛證

心主血而藏神。虛則心煩不寐。精神衰弱。甚則五液乾枯。夜熱盜汗。脾統血而運液。虛則唇口燥裂。津不到咽。甚則血肉乾枯。肌膚甲錯。肝藏血而主筋。虛則血不養筋。筋惕肉瞤。甚則一身痙攣。手足瘓瘲。至於兩顴嫩紅。唇淡面白。尤其血虛之顯然者也。治必辨其因虛致病者。養血爲先。或佐潤燥清火。或佐熄風潛陽。隨其病勢而調之。因病致虛者。去病爲要。病去則虛者亦生。斷不可驟進蠻補。補住其邪。致邪氣流連而不去。

血實證

實者瘀血蓄血是也。瘀由漸積。畜由猝成。瘀在腠理則乍寒乍熱。瘀在肌肉則潮熱盜汗。瘀在經絡則身痛筋攣。瘀在三焦。上焦則胸膈肩膊刺痛。心裏熱。舌紫黯。中焦則脘腹串痛。腰臍間刺痛。痹着下焦。則少腹脹滿刺痛。大便自利而黑如漆色。至乾化脹。成癆成膨。尤瘀之深重者也。惟蓄血由外邪摶擊。如六淫時疫。及犬咬蛇傷等因，皆能驟然蓄聚。內經所謂蓄在上喜忘。蓄在下如狂是也。皆當消瘀爲主。輕者通絡。重者破血。寒瘀溫通。熱瘀涼通。瘀化則新血自生。若婦人切須詳察。恐孕在疑似之間。

氣血皆虛證

凡呼吸微。語言懶。動作倦。飲食少。身灑淅。體枯瘠。頭眩暈。面晄白。皆眞虛純虛之候。所謂氣血兩虛者是。

氣血皆實證

有因本體素强者。有因外感邪盛者。本體素强者，病必少，即有病，必多表裏俱實症。應發表則發表。應攻裏則攻裏。若外感邪盛。如皮熱肺實。脈盛心實。腹脹脾實。悶瞀肝實。前後不通腎實。內經所謂五實是也。先其所急以瀉之。

氣虛血實證

有上虛而下實者。即血分伏熱症。外證雖多似虛寒。而口微渴。便微結。溺微赤。脈細數。治必先清其血絡。靈其氣機。其甚者。咽燥渴飲五心煩熱。溺小便結。又當救液以滋陰。有陰實而陽虛者。即陽陷入陰症。體重節痛。口苦舌乾。夜熱心煩。便溏溺數。症雖似溼盛陰勝。熱結火炎。然灑洒惡寒。慘慘不樂。脈伏且牢。則爲淸陽不升。胃氣虛陷之候。

氣實血虛證

有脫血後而大動怒氣者。必先調氣以平肝。繼則養血兼調氣。有陰虛證而誤服提補者。先救藥誤以消降之。繼用甘涼救液以淸滋之。尤必明其氣血偏勝。調劑之以歸於平。

第十九章

觸診

以手觸診者。須用指頭。指尖之爪甲。務剪除淨盡。迨至純熟。自可使觸神非常銳敏。就中於腹部之觸診。尤爲重要。他如心尖搏動。上腹搏動。動脈搏動等。亦當各就其一定之運動機轉。行觸診以檢查其所在。及廣衰强弱。若欲診察胸壁所傳播之聲音震顫。是否因病的而增强。或因病而減弱。與區別胸膜炎性摩擦音。乾性囉音等異常之摩擦音。果屬若何。均宜以掌心平貼該部。以檢查之。肝脾等臟器因病肥大。當使該病人爲適意之體位。張口平靜呼吸。且微引下肢向體。使腹部緩而不急。然後檢查。倘腫瘍不大。或腹多脂肪。或疼痛劇甚。致不能洞明者。非先用哥羅仿謨。痲醉全身不可。設有腫瘍之疑證。更當審視吸息時之形狀。並異動性。患腹水等。腹部瀦蓄之游離液。宜以一手之掌心。平貼腹部之比側。更用一手於他側行短敲打法。此側遂發生波動。觸此手之掌心而知之。

第二十章

打診

不論何種物體。其中莫不含有空氣。量有多少。故試叩擊之。輒發各種特別之音響。卽瓶樽之類。充實者所發之音。與空虛者不同是也。吾人內部臟器。所含之空氣。亦殊歧異。故打診者。實足使吾人得明其狀態也。

一空氣含量。各異之臟器有並列者。可由打診而明定其界域。

一打診某臟器而發之音。有異常之變化者。遂得確斷其病的狀態。

打診有直接者。有間接者。直接者。經打身體之表面。間接者。打診之際。間以手指。或打診板而打之。

打診最簡單最佳良之法。莫若手指打診。法以左手指緊貼病人身體之表面。以右手中指之第一關節。屈曲爲直角形。在左手中指上。精細敲打。則能發生音響。此法須就已之大腿上。預行練習嫻熟。然後可改用搥子。及打診板。又打診有一定之經界。該經界亦由微叩而確定之。因打診而得之音響。約如左。

(一)物不論爲液體與固體。凡不含空氣者試叩擊之。概發幽微之鈍濁微響。

(二)凡含有空氣者。試叩擊之。概發巨大之清銳音響。於此兩者之間。空氣層之振動增大。則其音清亮。空氣層之振動減少。則其音溷濁。溷濁者。謂之比較的(有關係者)濁音。其絕無空氣者。則謂之絕對的濁音。清亮與比較的濁音。有係鼓性。有非鼓性。物體因叩擊而振動空氣。其周壁不甚緊張者。則所發之音。必爲鼓性。周壁緊張過甚者。則所發之音。必非鼓性。鼓音又有高低之別。該物體之空隙愈小。則鼓音亦愈高。別有一種。響如金屬。多發於內壁滑澤之空洞中。此因高上音之偏勝故也。今試以打診搥柄。叩緊貼胸部之打診板以聽之。卽聞得一種之音響。有若鳴鐘。

打診健康之人。在上腿頸項脊柱諸部。俱發濁音。在緊按體壁之心臟，肝臟，脾臟，腎臟，諸部亦然。在諸臟器與體壁間。存有含空氣性器官之部位、則生比較的濁音。在肺臟上。則現清亮之非鼓性音。在喉頭氣管及胃腸間。

則生鼓音。病的濁音者。乃固形體。或液狀體。排斥含有空氣之器官。或僅空氣。遂於該局部發生。病的音者。乃實性臟器。爲空氣所排斥。遂於局部發生。至肺藏內異常清亮之鼓音。因肺臟弛緩。兼生異常之空洞而來。

第二十一章

聽診

人身內部。常發生正規音響。或病之種種音響。此音響中。如某種一定之囉音。及振水音。雖距離稍遠。已能聽之。餘則必耳貼體壁。乃得有所聞。考音響之發生也。有種種之原因。或由於竄入空氣之振動。或由於空氣充塞。空洞中液體之運動。或由於膜。及筋層之緊張。或由於粗糙面之互相摩擦。當呼吸之時。所生最重要之音響。約如左。

一肺胞性呼吸音。此在健全呼吸所聽得者。凡存有肺胞呼吸之處。皆有此音。若因病而此音廢絕。則可斷其肺胞呼吸之障礙。但肺胞呼吸者。僅吸息時聽之。最爲明顯。頗似德語柔軟之音。

二氣管枝呼吸音。　此音類似吹一種管時。所生空氣流通之音。尋常多在喉頭。氣管及氣管枝上。若因病而肺胞呼吸廢絕。僅存氣管枝呼吸。卽能聽之。呼息之時。較吸息時爲顯。尖銳而一如音。別有一種呼吸。爲響鳴性。謂之發甕性呼吸。似類吹氣於空瓶口上所生之音。與金屬性打診音。依相同之狀況而來。

三聲音之傳播。　空言之際。在健康之肺臟上。聞有呢喃之音。有病則此音遂或弱或強。如氣管技閉塞。或肺臟爲胸壁所壓迫。其音卽弱。肺組織稠密。其音卽强。彼胸語及氣管枝聲。皆此呢喃之音加强故也。更有所謂羊鳴聲。或稱羊響者。則因肺臟之收縮。不能完全而來。

四囉音一水泡音。　氣管枝中如存有液體。或氣泡破裂。或粘連之微細氣管枝壁猝然分離。皆發囉音。囉音有少有多。有乾有溼。有有響性。有無響性，一視液體之種類。（粘稠，粘液性，稀流性，）與發音部之性質（大氣管枝，小氣管枝，空洞）而異。

五胸膜炎性摩擦音。 由胸膜上之沈積物所生也。若斷若續。其音似革。
六振盪音 此爲有金屬響之搖水音。胸膜腔中液體。與空氣並存。如漿液性氣胸症。試握病人肩胛部而振搖之。卽發有音。因血行而生之音響。有來自心臟與來自血管之別。在健康人之心臟。不論在何孔口。均得聞有二正音。蓋當瓣膜猝然緊張之際。隨發生兩大動脈音（舒張期）及一僧帽辨音。與一三尖瓣音 收縮期）也。僧帽瓣音與三尖瓣音之發生。係由大動脈傳播而來。而心臟之筋音與有力焉。又當血管壁收縮之際，管壁緊張。大動脈與肺動脈上。同時各發一正音。而各音（卽兩大動脈音，兩肺動脈音，（僧帽瓣音）三尖瓣音）之段節。又隨緊張之差異。而或弱或强各瓣膜及前房之動作。同時亦隨其程度之如何。而調節微有不整。（分裂重複）若瓣膜之動作障礙。各音卽全然缺如。而生雜音於其間以代之。重言以申明之。此瓣膜障害之心臟雜音。或由於狹窄孔口之壓迫。（膜瓣口狹窄）或由於經不整之路而仍還流。（瓣膜閉鎖不全）致血流成異當之旋過。而發爲此音。在發此音之血流方向。最易傳播其音響。但此雜音之性質種種不同。有如咽者。有如吹者。有若灌注者。有若磨刮者。有若喧噪者。何處何時。（如收縮期，舒張期，及收縮期前）雜音最强。爲診斷上最重要之件。故必須檢定之。此外尚有一種器質的雜音。謂之偶發之雜音。彼瓣膜雖無障害。而心筋之動作。與血液之速度。俱生障礙。爲患貧血。發熱諸症者。則發於收縮之時。其音一似細吹。或若微鳴。與上述之雜音。顯有區別。又心囊葉上如有沈積物。則生心囊炎性摩擦音。其音粗糙。若斷若續。視心內膜炎性摩擦音。聽之較近。又鎖骨下動脈。及頸動脈之大血管上。得聞有同於大動脈之音。小血管上。以聽診器壓緊聽之。聞有舒張期雜音。壓迫尤緊。得聞正音。若大動脈瓣有閉鎖不全之病。則於血管上聞有異常之音。患貧血之病。則於頸靜脈上聞有獨樂之音。又若風鳴之續續。此蓋因流行靜脈中之血液。不能十分充盈。其不充分之靜脈中。速度異度增加。遂發生此音也。在消化管中發生之音響。可以聞得者。第一嚥下音。此時宜在食管末端之胃窩中。或脊柱之左後面。喉嚥下之直後聽之。卽聞有一種音響。有如拍水。若患食道狹窄。卽無此音。又在前面除第一嚥下音外。尙聞有第二嚥下音。是卽發續之通過音也。乃因氣泡之上行而來。腸音當瓦斯與液體並存之際。則因腸蠕動而發。蠕動機亢進者。該音必加多。胃中不論在尋常之時。或有胃擴張之病。亦均有拍水之音。有腹膜炎性沈積物者。腸及肝臟之表面。往往聞有腹膜炎性。摩擦或軋轢音。

第二十二章

呼吸器之檢查

鼻之形狀。有因中隔之缺損。而凹陷如鞍者。如梅毒性之鞍鼻是也。有鼻涕窒塞。鼻呼吸卽起障礙。用口腔呼吸以代之者。如腦傷風鼻腫瘍是也。此種症狀。在睡中尤顯。彼眠後鼾聲如雷者。到天明口中必甚乾燥。卽其明諮也。又呼吸困難者。每每以鼻翼呼吸。

以上檢查。當注意其中膈之位置若何。如或屈曲。必發生呼吸困難之狀。注意其有無瘡瘍。如患梅毒性穿孔。結核性腫脹。與其他鼻甲介之腫脹。及肥大是。注意其有無異常之乾脂蓄積。如臭鼻兼惡臭是。他如發生衄血者。其鼻中格每有一定之瘡瘍部分。其原因大都爲萎黃病。及重篤慢性之器質病白血病等。

呼吸器疾患之既往症

肺臟及肋膜之疾患。在既往症中、最宜注意者。卽結核之遺傳。小兒時之瘰癧。往日血痰之有無結核性。骨質及關節疾患。石工銅工排字工等之職業是也。　診查呼吸病。宜注意以下諸項。在鼻疾患爲鼻液分泌增加。鼻呼吸之障害衄血。及噴嚏之有無，在喉頭疾患。爲聲音之嘶嗄。或無發聲症。及喉頭部之辛刺搔痒感覺。並有無疼痛諸病。其他呼吸困難等是也。

一咳嗽　爲呼吸器疾患重要之病候。

一由鼻，喉頭，氣管，氣管支疾患而來。

二肋膜疾患。而能起咳嗽。　三因咽頭食道。胃肝藏脾臟等之疾患。而發咳嗽者亦有之。然疾患僅在於肺胞者。則斷無咳嗽。咳嗽之狀態。亦診斷中所最要者。再分類如左。

(甲)咳嗽之狀態及頻疏。　短小之咳嗽。相繼而發。謂之小咳。在肺病之初期恆有之。其有於發作性者。須候肺空洞之刺戟消失。乃可停止。清早較甚者。緣肺中之分泌物。潴溜多量。遂發爲劇甚之咳嗽。至分泌物盡行咯出。其咳乃止。更有多數之咳嗽相踵頻發。每咳時嘔吐並至。在疫咳常多此候。而由於胃陰不足者。亦居多數。故又名之爲胃陰咳。

(乙)咳嗽之聲容　咳嗽之聲音堅結。與清高相反者。恆由肺燥與喉頭之疾患而來。其咳嗽而至失聲者。則爲痰熱阻塞聲帶痲痹之特徵。

(丙)咯痰與咳嗽之關繫　由咯痰而分咳嗽之乾性溼性二種。　乾性咳嗽絕不咯痰。或痰甚少。咯出困難之時。多見出喉頭疾患。或氣管。氣管肋膜發脹而來。由於肺尖腫痛者。有時亦甚顯著。　溼性咳嗽。每發出多量之粘痰。於尋常肺臟疾患。及其他溼性氣管支疾患見之。

(丁)咯痰因。鼻及喉頭之疾患。而咯出粘痰者。恆由傷風而來。由咳嗽而咯

出者。每由氣管支疾患。及由肺臟空洞而來

（戊）胸痛　此則咳嗽中自覺之症狀。凡由胸筋肋骨及肋膜等疾患者。恆於胸側發穿刺性之疼痛。肺臟雖非喚起疼痛者。然多併發肋膜疾患。故亦往往有胸痛之發生。

（巳）呼吸困難。　此症有自覺與他覺之別。自覺的呼吸困難。由於患者自行感覺。他覺的呼吸困難。由醫師就其脈症及器官。切實診查證明之。然凡呼吸困難。每在運動時或安靜時發見。故當問診之際。宜注意其發生之狀態

第二十三章

血行器之診查

解剖之要領心臟爲多。肉性之空洞筋。包以心囊。斜倍於橫隔膜上。三分之二。在體之左半。三分之一。存體之右半。自第二肋骨附着部之下緣。達於第六肋軟骨之上緣。其大部分爲肺之正中緣所覆。僅小部分直觸胸壁左側爲

胸骨。及第四至第六肋骨間腔所包裹。其正觸之處。正左肺之心臟截痕也。心臟之基底。與發源於此之大血管。同占右上部。心尖在左側下部。距乳綫稍內處。而位於第五肋骨間腔。

血液之循環

血液爲紅色。而溫熱之液體。以顯微鏡檢之。則見有無色透明之液體。是謂血漿。血漿內有無數小球。其紅色者爲白血球。血液流出體外後。稍久即凝結爲赤褐色之凝塊。並分出帶黃色之透明液體。此液體稱爲血清。凝塊稱爲血餅。血清乃血漿中不凝固者。血餅爲血漿中所含之纖維素。包裹赤血球及白血球而成者。血液在血管中流行不絕之故。由肺之呼吸推盪而來。而心臟之搏動。即由此起。當心臟收縮時。逼出左心室之血液。排開半月瓣。而注射於大動脈中。流行跳躍。血管即因之而跳動。在動脈綫近皮膚之處。其跳動之勢。可捫而知之。即所謂脈搏也。血液經過微血管後。其流勢已緩。故在靜脈中不復搏動。緩緩迴入右心耳。於心臟擴張時。過三尖瓣入右心室。

而成大環。右心室之血液。復因心臟之收縮。排開半月瓣。而注射於肺動脈。經過肺臟微血管入肺靜脈。而入左心耳。於心臟擴張時。入左心室而成肺循環

血行之障害　瓣膜如起障害。餘皆同起障害。故前房或心室。勢必萎弱。迨該部分既已擴張。不復能勝血行之壅滯。於是動脈中之血液缺少。靜脈中之血液。自不得不充盈。以肺臟言。肺中之血行既緩。僅過少之血液。爲動脈性。血液中之酸素缺乏。又不能盡驅其炭酸。血液大半爲靜脈性。則終必呼吸困難。口唇青藍。靜脈中鬱滯之血液。不能十分注瀉於毛細管。及淋巴管道。故組織空隙中。亦有血性之液體蓄積。其症狀始僅下部腫脹。後乃波及體腔中或全身。此外如肝臟亦發腫脹。腎臟則患鬱血腎。而減少尿之分泌。此皆血行障害之特徵也病者之主訴　最當心者爲心悸亢進。心窩苦悶。心臟部疼痛。呼吸困難。下肢浮腫。利尿減少等症

心悸亢進。不獨由心臟疾患而來。於呼吸器疾患。亦有發現者。然要以發於

心藏疾患者爲最甚。其病狀或由身體勞動而見。至安睡時卽消失。或在極安靜時及就褥中亦見之。

心窩苦悶　心臟疼痛。　俱起於各種之心臟疾患。而最著明者。卽見於心胸狹窄之症。此際病人。其心臟部必訴發作性之疼痛。多放散於左膊。至心胸狹窄症。恆發於心臟動脈硬化症。大動脈瓣障害。大動脈瘤。又有爲脈管神經衰弱症之一徵候者。故特謂之神經衰弱性。心胸狹窄症。

呼吸困難　爲呼吸氣疾患之特徵。其由心臟疾患而來者。則謂之心臟性喘息。是蓋成於左心室之肥大擴張。又伴以脈搏之頻數及軟弱。而氣管支病狀大都無之。此其所以異於呼吸器病也。

下肢浮腫。多起於足踝。漸次進行於上方。侵及手膊。而達於顏面。是卽消失心臟機能之他償機能。之一徵也

利尿減少　其原因與浮腫同。時爲中等度之蛋白尿鬱血症狀。既久遂有併發腎臟炎者。

喉頭及氣管

喉頭有病。每見呼吸障礙。嚥下障礙。發聲障礙等症狀。因喉頭狹窄，而起之呼吸困難。喉頭必營極大之呼吸運動。頭向後仰。因氣管狹窄。而起之呼吸困難。喉頭靜止。頭向前屈。卽如聲帶腫瘍。聲門筋痙攣。及吸息時擴大聲門之筋痲痺。必致呼吸窒息。又喉頭呼吸困難。吸性時必有一種極大之笛音。同時發生。此外如因喉生假膜蓄積而起之狹窄。及聲門水腫。亦有以上之證狀。

呼吸度數

呼吸度數。成人健康者。每一分鐘十六或十八。至婦人較多十八至二十。小兒更多。初生兒平均可眞四十四。至五歲者算至二十六至。一呼吸間之脈搏數中均爲四至。而呼吸度數坐立之際。每多於平臥時。凡一切亢進心機之作用。如運動身體。攝取飲食時。皆足增加呼吸度數。故睡時呼吸之数。較少於醒時。

算呼吸度數。勿使病人注意。則其數或因感動而增。故以睡時爲最良。計算時須滿一分鐘。若十五秒或半分鐘所計之呼吸數。不甚正確。

病態則呼吸度數或增或減。

使呼吸度數減少之疾病。約舉如下。

一喉頭或氣管內有障礙。氣道狹窄時。於空氣入肺有礙。故其數減少。

二急性傳染病。神識昏蒙之際

三死戰期

呼吸急遽而窘迫者。曰呼吸困難。蓋呼吸數增時。雖多爲深呼吸。但有時度數如常者亦有之。或較常減少者亦有之。如此類統名之曰呼吸困難。

使呼吸度數增加之疾病如下。

一吸氣終時有疼痛之病。例如胸膜諸病。肋骨折。胸筋腹膜炎等。其痛楚無論在呼吸器內。或與呼吸器附近之處。病人痛楚難堪。不得不營淺表呼吸故其數自增。

二外氣與肺內血液。瓦斯交換有障礙諸病。如氣道狹窄。及心臟症。血行鬱滯時。皆能使度數增加。

三熱性諸病。熱性病呼吸增加者。不但因血中炭酸量增加。其主要又以溫暖之血液。刺激呼吸中樞之故。熱高時。其數自二十迄三十。至在小兒則一分鐘多至六十內外。但溫度上升。與呼吸數增進。不盡並行。

四神經作用。呼吸循環兩系。在他覺上毫無異常。而呼吸困難如喘息狀者。有之。若此類之神經性呼吸困難。氣管支喘息。及尿毒症之喘息狀發作。消渴證之昏睡。亦屬於此。又呼吸困難。因合併病而生者。亦有之。如肺炎。有熱。且兼腹膜炎滲出物。及呼吸障礙是也。

第二十四章

消化器之診查

一口腔及咽頭腔

唇　我國學說。每謂脾之華在唇。故脣腫者每以爲脾熱。其實凡脣病不宜專責之脾也。試觀有心臟病或肺病者。其脣多靑藍色。貧血病者其脣顯蒼白色。患熱病者其脣多乾燥而裂。患小腸熱者。其脣多顯褐色似煤之苔。若夫熱症類瘧。服鷄那霜而愈者。其脣多厞而發瘡。因此等症每致脾脹。脣瘡乃熱毒外泄之徵。有此候者。其脾可不作脹。脾華在唇。以此證之頗明。

齒　牙齒不良。必障害消化器。以咀嚼及唾液之浸潤。俱不能透徹也。我國學說。以齒爲骨餘。而屬諸腎。故曰精完則齒堅。腎虛則齒豁。虛熱則齒動。髓溢則齒長。其實亦不能專責之腎也。試觀罹水銀中毒及壞血病者。輕則腫脹變紅。重則腐爛潰痛。更有齒齦腫而色類黑者。患牙疳症恆有之。鉛中毒亦然。

舌　舌爲心苗。凡心熱者其舌多破。或成舌衂。然亦有不盡關於心者。如上皮剝脫。細菌粘附以成苔者。於胃腫病每每見之。又凡胃酸過多者。必見滑澤溼潤之苔。患漫性酒精中毒者。必見滑澤震顫之舌。諸發熱症銷爍眞陰者。必見燥裂類褐色之舌。

咽喉　咽喉爲飲食之道路。經云腎開竅於二陰。而上通於咽喉。故腎陰虛者。其喉多痛。肺癆喉痛則其病候。亦卽其死徵也。若腐敗性之傳染症候。同時嚥下困難。勢甚重篤。尤當檢視其喉頭後壁有無瘡瘍。

食管　食道狹窄之病。嘔吐爲其特徵。但其嘔吐每在食甫下咽之候。醫學家所謂反胃膈食者。卽食管變窄是也。

二　胃

視診　以强列之瓦斯。使胃膨脹者。可自外而見之。（瓦斯卽囊穢之氣）內經謂諸腹膧脹。皆屬於熱者。卽穢氣衝胃而化熱者近是。然如胃擴張症。胃之全部界綫。亦得視之明晰。且其下界與臍等高。便可斷爲胃擴張症。

觸診　胃部如有局處之劇痛。可指定而觸診之。若加以壓迫。而其痛更强。在我國謂之胃實痛。西洋醫卽以爲胃潰瘍之特徵。然此症用消導法。或下法。每每痊愈。未可遽斷爲胃潰瘍。必須痛勢纏綿。且不可按。方爲胃潰瘍無疑。

胃之大彎如生癌腫。在腹壁弛緩之際。可指定而觸視之。且當呼吸之時。不稍移動。以此得與肝腫瘍區別之。

凡人嘔吐之際。其橫膈膜與腹筋必同時收縮。幽門閉合。賁門開放。起一種反對蠕動之胃收縮。遂發生嘔吐。其原因有二。其一因直接刺激延髓中之嘔吐中樞而起。如食物中毒。或罹尿毒症。或身體發熱之嘔吐者是。其一則因反射興奮該中樞而來。如胃熱胃瘍胃癌諸病。或腹及腹膜患。腸管狹窄。以及妊娠嘔吐皆是。

吐血色紅黑。且新鮮者。胃潰瘍也。吐血如分解之咖啡渣。色亦相似者。胃癌也。又吐糞之症。起於腸管閉塞。如腸管嵌頓。腸管疊積。腸管轉捩等。皆能閉塞腸管而起吐糞。

三 肝臟

肝臟病最要之症候。莫如黃疸與腹水。黃疸者。因輸胆管肝管毛細管閉塞不通。胆汁成分移行於血液之中。此際皮膚鞏瞙等。因膽汁色素之沈積而發黃。脈搏亦因受膽汁酸之影響。而徐緩。胆汁由胆管中排泄之路。一旦梗塞。脂肪之消化遂難。糞便色灰白。狀類泥土。爲無胆汁之徵。便中含有多數之脂肪結晶。其循環血液中之胆汁。則自尿排出。故尿色深褐。且發黃色泡沫。單純性黃疸。多繼十二指腸發病而起。其時膽管腫脹。但其持續之時甚短。普通不過二日至四日。最多亦僅六日。重性之黃疸。因胆淋症肝臟。或胆管癌腫。肝臟變硬症。肝臟瘡瘍諸病而來。遷延日久。必障礙營養疼痛。而且寒戰。惟肝鬱血脂肪肝。則不發黃疸。

腹水者。因肝門脈壓迫。肝毛細管循環障礙。門脈閉塞。肝臟變硬。或梅毒癌腫等症而來。同時脾發腫脹。因肝病而起之腹水。初時脚部不甚浮腫。後則因腹部浮腫壓迫致下肢發生浮腫。

「四五」脾

脾臟在左肋部。適當第九至第十一肋骨間。在健康無病者。不能觸知。一旦異常或轉位。或肥大。則宜觸診。　觸診脾臟。須令病人偏右側臥。屈大腿牽引向腹部。乃以手徐徐向左肋骨方下探之。當病人營深呼吸時。覺有堅硬光實之物。與觸診之手抵抗者。即脾藏也。脾臟有轉位者。胸膜炎。氣胸症（轉位向下）鼓脹，腹水，下腹腫瘍諸症之徵也。脾臟有肥大者。爲窒扶斯。瘧疾膿毒性。傳染病。肝臟變硬。脾臟鬱血。白血病等症之徵也。就中因白血病而致肥大者。往往能觸得顯著之凹面。

(六) 下腹腸及腹膜

健康無病之下腹。稍稍凸隆。現正當之呼吸運動。叩之則發鼓音。僅大腸中蓄積糞便之時。則發輕濁音。腹被若異常陷沒者。必腸疝癇。腹膜炎（舟狀腹）痞腫（異常羸瘦）之徵也。下腹膨脹之病有二。一爲鼓腸。一爲腹水。鼓腸者腸管中蓄積空氣也。下腹部處處膨脹。故隨在發洪朗之鼓音。此因便祕。腹炎。腸窒扶斯而來。若因腸管狹窄。閉塞。吐糞病（由腸管疊積腸管轉捩）而起者。必發吐糞虛脫兩症。因急性腹膜炎而起者。必兼嘔吐（爲胆汁性非糞汁性）疼痛虛脫等症。腹水者。腹腔中發游移之液體也。其澎脹多發於側部。然亦隨身體之位置如何而異。假令仰臥則凸隆在上。更使側臥。則凸隆在旁也。然在劇甚之腹水。腸間爲腸間膜根所固定。則身體不論作何位置。均不見於表面。

大便

尋常之糞便。黃而帶褐色。乳黃之糞便。其色類黃。謂之乳便。糞便中含有不消化之食物成分。與不吸收之消化液。食物成分者。如植物性之渣滓是。消化液者。如胆汁腸液之剩餘者是。就便色言。下脂肪便及無胆汁性。便色作灰白者。黃疸也。色似青綠者。下利也。色黑者。含有穢血或服鉄劑之徵也。色黑褐如瀝青。混有血液者。胃出血。腸窒扶斯之徵也。色紅如血者。痔疾。直腸潰瘍。或赤痢也。就形狀而言。糞便似豌豆湯汁者腸窒扶斯也。狀似米泔者。霍亂也。混有帶血之粘液者。赤痢。混有膿性之粘液者。赤痢梅毒。結核諸症之潰瘍也。混有純粹或血性之粘液者。直腸瘍也。混有膿液者。盲腸後蜂窩織炎。化膿性瘍腫。直腸潰瘍也。

便祕起於腸蠕動遲緩。神經衰弱。運動不足。因病臥床。常習便祕。吸食鴉片。幽門狹窄。腸管狹窄而起。而血液燥涸。尤其一大原因。

第二十五章

泌尿器之診查

一，腎之官能診斷法　此法爲近時在腎病診斷上必要者。蓋腎之官能。主在泌尿。尿中含有體內物質代謝之分解產物。腎之官聽。若完全無缺。則所有之分解產出排出於尿中。無蓄積體內者。所有腎之診斷。則檢查此種關係。

一，膀胱之檢查　膀胱檢查法。如痲痹。括約筋機痙攣。尿道狹窄。或膀胱結石之類。其充滿擴張過度時。可由外部檢查之。其充滿者於恥骨縫上。可見黎狀腫瘤。偶或　於臍部。亦可觸診打診。則觸診時。有境界判然平滑腫瘤。打診之。發濁音。但此項之檢查。最要莫如探針檢查。測管送入。及膀胱鏡檢查。此項檢查法。　資器用及手法。我國醫者尚難學步。

一，尿之檢查　凡泌尿器病。尿必略有變患。或其他熱性病。則黏液量增多。血液尿中混有血液。或生血紅色渣。或生鮮褐色暗褐色之沈渣。統稱之曰血尿。

血尿有腎出血。膀胱出血二種。腎出血其血液多爲少量。與尿中等混和。尿多帶褐色。放尿自始至終爲一色、膀胱出血。多於泄尿終時。尿中混有血液。起初所排者爲常尿。及終則混血液。且其血液甚爲多量。放置之則有凝血沈入器底。若夫尿道出血。則泄尿時初雖混血液。終則消失。故可識別。

參校門人姓氏一覽表

姓名	次章	籍貫	住址
李在寬	敬敷	龍溪	廈門市廈禾路門牌四百零五號健民藥局
陳影鶴		同安	廈門馬巷三恒內
李禮臣	子敬	同安	同安縣東門外街泰興堂藥房內
許廷慈	兀公	廈門	廈門港澳水社門牌第四十八號
劉羲尊	鐵庵	廈門	廈門聯溪保頂井仔巷門牌卄三號
邱立塔		晋江	廈門港演武場廈門大學校內
黃爾昌		同安	廈門禾山庵兜社杏春園醫藥局
傅賡聲		安溪	廈門市山仔頂門牌第十九號

姓名	次章	籍貫	住址
林錫熙	績臣	廈門	廈門市中華路育和醫藥局
潘翀鶴		惠安	廈門市大元路太和醫藥局
吳鍾廉		同安	廈門禾山梧滄社恒豐冰糖廠
陳昶方	竹亭	同安	廈門角尾路門牌二百五十號
黃淑順	佩貞	廈門	廈門中山公園南路慈仁醫藥局
郭斐成	伯章	南安	廈門城內民國路門牌一百二十號
施玉燕	懷貞	安溪	廈門市妙香路門牌十七號二樓
陳佩瑤	淑善	廈門	廈門中山公園南路慈仁醫藥局

史悠經	字敬亭號少春	廈門	廈門大中保草埔尾門牌三十五號史存耕堂
張子貞	雪痕	晉江	廈門市中山路中華書局
林秋瑞	春疇	南安	泉州西門外石坑鄉
廖碧谿	字爲德號玉磐	安溪	廈門市廈禾路門牌一五四號
汪洋	應龍	廈門	廈門城內甕王門牌五十七號
林學琛	獻亭	廈門	廈門城內牆仔頂門牌四十五號
吳慶福	茗泉	同安	廈門開元路八十二號退補齋醫藥局
鄭耀經		龍溪	廈門大同路裕興參行
孫博學	文廣	同安	廈門開元路五十號廣回春醫藥局
楊太齡		龍溪	石碼后街生生居藥局
余小梅	登榜	廈門	廈門思明南路三七一號天水醫葯局
陳清溪	映雲	同安	廈門大中保桀嫣街門牌四十七號萬源紙郊
黃奕昌	優夫	同安	廈門禾山寨上社保元醫藥局
曾秀華	綴卿	廈門	廈門道平路門牌十號
郭天南	藍田	廈門	廈門港中埔頭門牌三十七號
陳德深	長恩	漳平	漳平永福圩衛生藥房
吳倉慶		同安	廈門禾山梧滄社延德堂醫藥局
蔡奕川		晉江	晉江金井區坑西鄉
張志民		龍溪	漳州南門蔡坂社
劉騰蛟	翼翔	南安	南安碼頭區劉林鄉

中華民國廿五年三月出版

定價每册大洋壹元

診斷學講義

版權所有

著者 吳錫璜

校對 許廷慈 李禮臣
廖碧谿 吳悠經

發行所 廈門國醫專門學校
校址廈門廈禾路門牌一百五十四號

印刷者 廈門大同印務公司
廈門妙香路門牌十七號

診斷

病理
内科
什病
傳染

診斷学講義

緒言

吳瑞甫編

俞氏言，先議病，後用藥，言医者必確知其病之所在，而後用藥得隨症以施療法也。夫治病莫先於識病，近覌西洋医学，診斷病症，不厭求詳，其大要悉本於五神。五神者，謂視神觸神聽神嗅神味神是也。吾人既具此五神以為媒介，更賴器械試藥之協助，遂得洞悉種々疾病之本性，其間有別為視診者，凡形狀色相位置運動之能否，皆属之。且有顯微鏡之檢查，有眼喉鏡耳鼻鏡膀胱鏡胃鏡之檢查，若夫血液尿咯痰胃腸內容物，則以化学為檢查，心尖搏動，上腹搏動，肝脾臟肥大，及腹水腹部儲蓄游移者流，則以指頭或掌心觸診為檢查，其由於內部器官所含有空氣之量音，則以打診為檢查，其由於身體內部所生之音響音者，則以聽診為檢查。此之謂西洋診斷

診斷學講義

学。。而我國医者除望聞問切四診外。每有檢察未周之處。漢張仲景序言云。相對斯須。便處方藥。慨嘆國医者診法之疏也。。

考靈樞經脈篇。有診陽絡陰絡之色。其經別篇。亦分十二經脈之部。各有經氣。。則各有其証別。。隋太素楊上善亦著診絡診皮診筋診骨諸篇。則診斷学。固我国舊有之國粹也。。近代以來。医学家且益求精。診腹診舌。察目驗齒。檢工便了辨症亦至詳且備。精於医者合脈法外。僕以為診察。每每切中病情。善愈危症。惜真能辨症者寥寥無幾。自漢以下各方籍又多家自為說。学医者未能抉擇。入主出奴。互相攻詰。病家延医。診斷紛歧。莫衷一是。以言何病。後医一至。。否認適之。。以致有識者譏為無系統之学術。嗚呼。靈樞素問。金匱玉函。微言大義。。昭若日星。。豈真无统系之学术耶。。夫家自为说。我国方书之大病也。然欧美医书者，大半由阅历经验而来，敷陈证述病原，不免有所缺之处。。而略病状脉候。有诊视傍，其收效也每每恒有，或借诊断学不讲，举凡推阐病原，往往模棱影响，为世诟病。以致医东西医者，动讥我国医学为理想，大抵由诊断学之不讲故。今欲成一有统系之学术，俾临症之得深衷一是，不涉虚浮，则讲求诊断学，实为当务之急。试将诊断学条目列下：

一 寒温之辨　二 伏气之症　三 通常之症　四 特异之症
五 既往症　六 现在之症　七 诊经络大法　八 诊虚大法
九 诊腹大法　十 诊筋大法　十一 望色大法　十二 闻声大法
十三 问症大法　十四 切脉大法　十五 察目大法　十六 看舌看齿大法
十七 察六气病　十八 察血病　十九 触诊　二十 打诊
廿一 听诊　廿二 呼吸器之诊查　廿三 血行器之诊查　廿四 消化器

之診查　廿五　泌尿器之診查

第一章

一　寒溫之辨

傷寒六經分治，各有提綱，大旨不外汗吐下溫清和六法。學西醫者妄爲診斷，謂傷寒即小腸壞症，不思既爲小腸壞，便有腸窒扶斯菌，何以精於傷寒者，分別診斷，以爲在表，便可一汗而解；爲以在裏，便可一吐而解；以爲在胸，便可一吐而解。藥到病瘳。視小腸壞症必須三四星期，病始逐漸退出者，大相逕庭。則傷寒之非腸窒扶斯也明甚。自余以爲腸窒扶斯，即溫熱門中之濕熱症，乃傳染病也。自應列諸傳染病中。若我國方書所言之寒溫病，乃氣候使然。茲且就其不同之點，鑒並別如左。

一　傷寒初起必惡寒，舌苔[illegible]白[illegible]熱，雖[illegible]之溫度仍覺惡寒

溫病初起雖微惡寒但既發熱則惡寒自罷有時汗解有時雖汗而熱不除

傷寒初起脈見浮緊若係惡風有汗則脈特見浮緩

溫病初起脈重按有力若係風溫則自汗咳嗽而脈見浮虛而數

傷寒辨症分三陽三陰次第不紊按注傷寒必分六經見症

溫病不循經次上中下三焦見症各從其類故治溫病必以分別三焦為主

傷寒神昏譫語多主胃實但必自汗舌黃而脈洪大

溫病神昏譫語或神氣昏沈而不語多主包絡但必舌絳或紫汗不多而脈虛數

第二章

二伏邪病症　從本伏邪新書

感六经而即发病者。经者谓之伤，重者谓之中。感六经而不即病，过后方发者，总谓之伏邪。已发者而治不得法，病情隐伏，亦谓之伏邪。有初感治不得法，正气内伤，邪气内陷，暂时假愈，后仍复作，亦谓之伏邪。有已发治愈，而未能除尽病根，遗邪内伏，后又复发，亦谓之伏邪。夫伏邪有伏燥，有伏寒，有伏风，有伏湿，有伏暑，有伏热。

伏燥

瑾案：燥为次寒，乃秋气偏入之病，即便化热，亦不宜与热症混同施治。庸医每以秋后很易化热之病，皆为秋燥，此大误。读此篇自隔反。

面色多带，但白些，印堂、年寿、两颊等处，间有白气，此伏于皮肤之里。白而不隐，隐若白霜。甚则仅如钱大一块，在舌宇心，而四面如驳去者，或四围有白屑，而中心如挖去者。脉象短涩，浮取反觉小滑，胃脘常觉痞闷。此为伏燥常见之形症。

呕吐翻胃，脘痛腸結，溺下嗌腸。多汗或但頭汗出。此為燥金邪氣伏於陽明之症。

当臍而痛，時作時止。疝瘕癥結，脘部血積，久則成乾血癆，此為燥邪伏於陽明，日久不解，傳入衝任之証。

虛瘵血燥，日漸羸弱，喘咳，寒熱似瘧，少腹拘急，似痛非痛，臍下疾之痛，大肉削脫，脈乾虛弦澀，此為燥金邪氣，伏於厥陰血分，兼及衝任之症。

皮毛枯，津液稿，咳食時血，寒甚痛，胸痛必夾，是謂燥金邪氣伏於手太陰肺脏，將發肺癆之症。

少腹痛急，夾臍而痛，甚於不能直身，必伸直，則脾之大絡拘急，而痛更甚，背其者半矣，此為燥金邪氣，伏於陽明，傳入足太陰脾絡之症。

伏寒

其人面色淡黑而黄，有青白之气，隐隐现于年寿山根额上而颧。卧蚕甚处，爪甲色淡，不甚红，压苍黄白而润。舌质淡，脉沉迟弦细而弱。痛者兼紧，痛甚则劲如张弓弦，或兼结。食不甚消化，行动言语皆迟缓，神气消索，小便清长。此为伏寒常见之形症。

胃中热力不足，转为胃寒，饮食不消，胸闷脘胀。吐水，甚则腹鸣下如坐注水中，喜热恶寒。此为寒邪伏于足阳明经之症。

肠癖白积，五更泄泻，少腹痛有定处，绵绵不已，非热熨不能解。此为寒邪伏于手阳明手太阳经之症。

少腹痛甚，奔豚上冲，为伏梁，为寒疝，为足筋拘挛，腰冷腰酸，感寒即发，此为寒邪伏于足厥阴经之症。咳喘吐沫，感寒即发，此寒邪伏于手太阴肺之症。

女子天癸后期，经缩而少，少腹膀胱际发痛，子宫虚寒，血凝经閉，則為癥結血瘀，或為寒邪伏於衝任二脈之症。

伏風

其人面色如常，但鼻準上山根年壽微現青氣隱隱，臥蠶顴際亦微青白，爪甲青白，白睛帶青，舌苔浮而易去，舌質如雪青紡綢之象，青滯，色暗不鮮，其脈弦緩，往來彈利，如波濤之蕩，按之則芤，浮取則虛，神志蕩然，胸中嘈雜，善饑，或有微惡風之狀，或微熱常見之形證。

風伏足陽明太陰脾胃，土受木尅，木氣疏土，運化較速，時欲嘈雜，食已欲瀉，此即內經春傷於風，夏為飧泄之症。風入陽明之裏，腹痛喜按，飧泄不已，在小兒則成疳疾，在大人則成消食風消骨瘦。風伏脾絡，大人夾臍而痛，小兒臍風撮口。風伏肺絡，鼓滿痰飲，喘咳吐白沫痰涎，實者釀為肺癰。風伏肝絡，發癲厥痰痙，驚掌搐搦，目睛斜視，風伏陽明。肉腠疏而虛腫。甚則有頭面起。徧身皆腫。風入膝眼犢鼻穴。發為鶴膝風。膝腫屈伸不利。風入環跳穴。發為附骨痛風。失治成附骨疽。風入衝陽。頭生白屑。面皮乾燥。漸及徧身。陰液不足者發腎臟風。風入陽明頰車穴。酸痛。口不能張。為骨嘈風。風入陽明肌肉。厥少陰筋骨。肌肉麻木。筋骨酸痛。為風痺。化熱則為白虎痛風

伏濕

其人面色黃白。準天庭當太陽微暗。鼻有滯垢。皮膚潤澤。舌質淡。邊如鋸齒。苔白正色。黃白灰雜相混。其脈緩弱。沉取滑利。喜食香脆。惡飲。体重身困。此伏濕常中見之脈證。

寒熱如瘧。又似肺勞。午後熱甚。綿綿不已。或微咳。或不咳。淡舌白滑。苔白胸悶。飲入痞脹。食不消。腹脹。或自利溏

濇，小便不爽。脉尺關寸緩。此謂濕邪伏而太陰之症。

胃腸困乏。泄痢後重。腹痛時作時止。脉浮右關寸緩。痢痛甚者。脉兼結。在小兒發為疳疾。頭毛焦，腹大。化熱則嘈飢。時時欲食。食亦不多不消。食已而泄。此謂濕邪伏而陽明足太陰之症。

臍下痛有此急善怒。女子經前腹痛，月事不爽，色淡黃。男子疝瘕。脉左關寸、右尺緩大兼数、舌苔黃灰而膩。此濕邪兼熱伏於二厥陰經之症。

眼白睛黃，舌黃灰而膩。脉右關寸緩大而數。此濕邪兼熱伏於手太陰足陽明之症。

小便渾濁，小腹脹。腰以下如坐水中，面色黃而暗，如油垢狀。脉兩尺緩大。此濕邪伏於足少陰腎經之症。

此症從熱者發為陽黃，從寒者發為陰黃。總之，陰液（陽氣虛。）

足者易化為寒濕。陰液虛、陽氣旺者，易變為熱濕。陰陽[illegible]濕熱[illegible]往來[illegible]亦有因人而變者。不可不知。

伏暑

其[illegible]風虛。入暮熱甚，[illegible]或渴或不渴，面色額上黑暗，紫氣隱於皮膚之內，頭腔體痠。自汗，得汗熱亦不退。其脈兩關寸虛大而芤，兩尺長大洪數。夭膚熱甚，舌苔白，舌色紅紫。此伏暑者常見之形證。入暮熱甚，似瘧非瘧。舌紅潤，口不渴，天明得汗熱退，入暮又熱，是暑邪深入少陽與陰血分之症。日晡咳甚，肌熱，右寸部虛。喉中乾，甚則氣喘，肺澤告匱，則天府穴痛。咳引胸、腹、肩[illegible]、焦，病名肺痿。脈左關弦數，嘔吐酸水、脅背痛，或渴或不渴，此暑伏於足厥

診斷

診絡脈大法

吳瑞甫

人身經脈十有二，絡脈亦十有二。而絡脈之外，復有任脈之絡曰尾翳，督脈之絡曰長強，脾之大絡曰大包。共為十五絡。經脈有陰陽，而在裏者為動脈，絡有陰陽，而在外者為靜脈，動脈靜脈，是謂經隧。血從經隧而行，而經脈而絡脈，由裏出表也。血從肌表而返，而絡脈而經脈，由外入內也。自裏出表，是從動脈出。自表入內，是從靜脈入。其介於動脈靜脈之間者，孫絡也。孫絡西人謂之微絲血管。日本謂之毛細管。我國分脈類為三：曰經脈，曰絡脈，曰孫絡。外人分血管為三：曰動脈管，曰靜脈管。其實一體也。特因名義不同，故學西醫者，遂不免有入主出奴之見，而不知錯誤殊甚也。是故咯血黑者，由靜脈出；其清紅者，由動脈出。胸痛徹背，背痛徹胸，何以故？曰痛久必入絡，且肝肺之絡皆繫於背，其徹背徹胸者，正以此故。任脈起胞中，上至臍下三寸為關元穴。男子藏精。女子藏血。為元陰元陽交關之處。乃後天血脈之總司。督脈起於下。上至背脊為命門穴。乃腎系貫脊之處。化氣化精。為人生命之原。以總督周身臟腑。故任督有病。則不能生育。夫以無子者不宜富貴之婦人實有貴置姬妾而仍無子者。可悟其理。錫瓊樓十二經絡之說。證以西洋解剖學名義。懸殊。甚難同條共貫。然以鍼灸學驗之。依經治病。神效不可思議。此可見古聖人身體學之精。非末流所能領會。亦非解剖學拘泥於局部形質者。所可同日語也。今以楊百城先生經脈之學說證之。溝通中西。已得我心之所同然矣。百城云。中國所謂經脈者。深究之。則經脈有經脈之總司。陽經之脈。以督脈為總司。是動物性神經系也。陰經之脈。以任脈為總司。是植物性神經系也。此二脈皆上於頭面。總司諸經脈。是動物性神經系與植物性神經系交感而起作用。此即西人腦系脊髓之說也。中國醫學。亦有腦

楊百城 經脈

氣筋之說，而尤經於入腦絡腦之於腦有密切關係者，固已舉西人所謂腦氣筋包括其實。觀於太陽一經，網絡周身，無所不到，一感於病，即頭痛、腦後巔頂、目珠畧去而發熱是矣。陽經即腦氣筋主表之經絡也。證以經說，督脈由脊貫腦，而太陽經則行身之背，交巔絡腦。故其為病，則頭痛由腦後及頂巔，是可以經說證者一。督脈與太陽起於目內眥，其少腹直上者，上繫於兩目之下。故其為病，則頭痛目珠痛，是可以經說證者二。據此則西人所謂腦氣筋病發，即我國之經脈病也。蓋我國所謂經脈，不但以血管立說，凡腦氣筋游行之經過皆屬之，乃廣義，非狹義也。若夫由表及裏，則陽明經也。陽明行身之前，其脈循眼系入絡腦，故其為病，則額巔脹痛，目痛而頭傾，是陽明經即腦氣筋主裏之經絡也。至於半表半裏者，則少陽經也。少陽行身之側，其脈與筋交巔上，巔上即腦蓋也，一曰腦頂，故其為病，則兩頭角及眉稜骨痛。或寒熱往來。是少陽經即膽氣。筋主半表半裏之經纖也。況經云肌肉之精。為約束裹擷筋骨血氣之精。而與脈并為系。上屬於腦而營於目。是屬於腦者。固不僅如上所述也。經云上氣不足。則腦為之不滿。耳為之苦鳴。頭為之苦傾。目為之眩。此即腦與手太陰肺經之關繫也。在西人即屬之神經衰弱之類。又云上氣不足則善忘。此則腦與手少陰心經之關係也。在西人則屬之神經痿鈍之類。蓋腦居於巔。有系焉以提挈心肺。而心肺之作用始神。經所謂上者。指心與肺也。病之屬肺者。則求之肺與腎二經。金水相生也。是即治神經衰弱之法。病之屬心者。則求之心與脾二經。火土相生也。是則治神經痿鈍之法。雖古醫籍不言腦氣筋。而循經求之。已可默喻。況大法已數見於頭目諸條。如所謂風氣循風府而上。則為腦風。又謂真頭痛。頭痛甚。腦盡痛。手足寒至節。死不治。又謂有所犯大寒。內至骨髓通以脑为主。为运动之功，令头痛眩晕，亦犹人谓其受病之深，则随眼系以入于脑，入于脑则脑转，脑转则引目系急，而目眩以转。凡此诸论，于大脑小脑系及脑质病也，甚详。则西人脑气筋之学说，在我国三十年前始阐发无遗蕴矣。而仲景《伤寒》立方论，其论六经也，始于太阳。太阳经则交巅而络脑，终于厥阴，厥阴经则上与督脉交会于巅。而开发于目，以为二经阴阳之终始，终而无不与脑有密切关系，则所列一百一十三方，其中固不乏治脑气筋之法焉。治阳明本之治谵妄症，治阳气冲胃症与夫《金匮》之治痉病，治[illegible]痉病，用大承气汤泻即以泻脑，尤大彰明较著者。若[illegible]家勤求古训，勿徒拘于脑部，[illegible]镇静神经。乱此即刺激神经，亦[illegible]治其[illegible]不[illegible]谓神经衰弱，只暂时取效而止。殊若[illegible]经[illegible]某某经，其用某经药，以达于脑[illegible]其[illegible]之上者乎。

第二節　診脈大法

凡診熱者，要明脈候之[illegible]之旨。內
經緩急大小滑澀[illegible]七[illegible]脈
診動脈者，不[illegible]止之
緩即脈肉解緩[illegible]緩[illegible]者
則弄衛氣失[illegible]人[illegible]藏府病
形篇云：脈緩者，人之皮[illegible]虛其
衛氣[illegible]縮際
急而言。嚴霜[illegible]云寒則皮膚急[illegible]氣始
收湊理閉塞，皮膚[illegible]急，又云[illegible]感弱
薄急者則生[illegible]滑[illegible]獨[illegible]此表
有熱，亦有寒[illegible]脈滑而[illegible]皆
合皮膚而診[illegible]論殊
義尺云尺膚[illegible]澤若[illegible]滑者
人[illegible]逆，則[illegible]則[illegible]風[illegible]凡此均

皮

以絡脈、皮膚皆滑而言，則診絡脈者又須更診皮膚。較為碻切。澀、澀者肌肉甲錯，燥澀粗反。診皮之名詞也。舊訣所謂如輕刀刮竹者，皆未道到。今以內經正之，論疾診尺篇云：膚澀者，尺膚粗如枯魚之鱗。即衛氣失常篇所云衛氣虛而肉、膚陷，五藏生成篇所云、皮枯毛折者是也。邪氣藏府篇云：脈澀者，尺之皮膚亦澀。可知澀乃診皮之大法。宗澀云：血氣盛則皮膚光滑，血氣虛則皮膚枯澀。滑與澀歸重於診皮，可知脈經之專指動脈書言者，猶屬一偏之論。診皮之法，見於內經，即仲景書亦詳載之。太陽篇云：病人身大熱，反欲得衣者，熱在皮膚，寒在骨髓也；身大寒，反不欲近衣者，寒在皮膚，熱在骨髓也。陽明篇云：其身如蟲行皮中狀者，此以久虛故也。太陽下篇面色青黃、膚瞤者難治。金匱血痹虛勞證云、內有乾血，肌肉甲錯。中風歷節證云、邪在於絡，肌膚不仁。水氣證云、渴而不惡寒者，此為皮水。皮水為病，

四肢腫。水氣在皮膚中、四肢聶聶動者、瘡癰腸癰浸淫
證云腸癰之為病。其身甲錯、皮急按之濡。總觀以上各
條。可知皮診亦可察氣血之寒熱虛實。及邪氣。若夫心
下有留飲。其人背寒冷如掌大、則以皮診而斷其為飲邪
也。嘔利篇云五臟六腑氣絕於外者。手足寒。少陰篇云
少陰病手足厥冷。煩躁欲死。吳茱萸湯主之。此以皮診
而斷其為寒邪也。太陽上篇云、病發汗已、身灼熱者、名
曰風溫。此以皮診而斷其為熱邪也。至少陰篇厥陰篇
則又以診皮而斷其[illegible]及死生。少陰篇云、少陰
病手足不逆冷、反發熱者、不死。少陰病惡寒身蜷而利。
手足逆冷者不治。[illegible]不煩
而躁者死。[illegible]厥陰篇云傷寒
厥[illegible]日熱[illegible]三日[illegible]厥七日下
利者為難治。[illegible]發熱下
利[illegible]傷寒六七日脈微手足厥冷煩躁

炙厥陰。厥不還者死，下利後脈絕，手足厥冷，晬時脈還，手足温者生，脈不還者死。可見以先熟虛實，雖在於診皮，而病機之進退死生，於以並判，診亦不甚重矣乎。

膚蒼色

皮膚蒼白色

患貧血症及内部屢出血者，其皮色異常蒼白。身體發熱後，精神必興奮，若易罹卒中之人，其色潮紅。患黄疸，胆道閉塞，其皮色必黄或褐色。在身体血液猝然亡失者，若外傷動脈出血等，成皮膚急性之蒼白色。十二指腸出病、痔出血、腸風下血久不止、婦人生殖器出血，每致皮膚慢性之蒼白色。在於分娩衰憊者，或營養不良，或肺結核，或慢性胃腸疾患，或癌疾久劇，或熱病久不愈，或腎元衰憊而致成慢性水腫，亦名腎臟炎，皆能致皮膚蒼白色，而兼微黄。

膚異潮紅

皮膚異常潮紅

由孫絡之充血而來，孫絡亦名毛細管，有局部潮紅，及全身潮紅二種。局部潮紅。往往發生於顏面。有生理及疾病各原因。在由於生理者、如偶有羞恥之事。被人發覺。或咳嗽或憤怒。或奮力行走則其顏面必見潮紅而不久。若夫偏頭痛之側面潮紅。真陽上浮之顏色嬌嫩。肺癆病之紅頰。溫熱病初起之顏色紅膩。瘡毒之紅痛而燃熱。皆由於疾患。而局部潮紅者。

全身性之潮紅。患麻疹猩紅熱者。其全身皮部。往往發生潮紅。兼有高熱之疾患。或四時雜感。初發熱時。每每皮部並無發疹。而周身紅暈。小兒赤游丹毒。恆由局部潮紅。而蔓延全身。肥滿性脂肪過多者。全身亦多起潮紅。皮膚紅色之由於多血者不常覺。而恆為毛細管充血之所表示。在高熱病人。或溫浴後。往往見之。又或因中毒而色紅者。則以魚蟹中毒為尤著。

皮膚青紅色或紫藍色。

皮膚青紅色。或紫藍色。有輕重二種。輕者僅限於皮膚

膚青紅
（或紫藍）

最嫩軟。或血管最多處。重者渾身青赤色。而頰車口唇耳鼻指趾終節。尤易明顯。是病也。每於痙攣重症。或呼吸困難見之。其原因有二。一血液與肺內空氣之瓦斯交換減少。二毛細管內血行遲慢。以是知凡紫藍皮色。必起於呼吸障礙。或血行障礙之際。蓋皮膚既見青藍。則呼吸血行兩障礙多兼有之。

因呼吸器病。使皮膚起紫藍色者。必為肺臟內防礙空氣流入。或則使呼吸器狹小之病。例如声門浮腫。肺水腫。肺膿瘍。至呼吸器受其壓迫者。皆足以致之。

因循環器病。致皮膚變為紫藍色者。則靜脈血遂流於右心室時。受有障礙。靜脈系統。因而鬱血。遂足以致之。

若夫惡寒時。皮膚小血管內之血行遲緩。亦多見紫藍色。第此病候營養佳良之人。常較貧血者為多。

局部之血行障礙。傳庶使局部變為紫藍色。蓋因較大之靜脈管閉塞或着明狹窄。致皮膚鬱血。而見紫藍色之故。

皮膚黄色與黄疸之别

食橘過多者。其手足皮膚。即作橙黄色。多食番檨子亦然。但此種黄色多輕淡。不見於粘膜。而尿色亦不變。自不得誤認之為黄疸病。

黄疸原因。多以胆汁不能流入十二指腸。停積於小胆管。且腸粘膜腫脹閉塞輸胆管總口。使胆汁難於流出。或完全封閉胆汁入腸甚少。或竟不能入腸。糞即变為灰白污色。蓋乏於胆色素。又富於脂肪故也。又輸胆管內生有胆石。或胆管內之寄生虫。及壓迫胆管之腫瘍。亦足閉塞胆管。而發相同之障礙。又肝內許多小胆管受壓迫。亦足以發生黄疸。

膚黃色
疸之別
疹

皮疹

皮膚發生之疹。消散遺頗關重要，如痘疹之疹面及周體。發紅，多成片。猩紅熱外國列入傳染門，以其皮膚紅似猩血，故謂之猩紅熱，在我國則列在麻疹重症門中。猩紅熱疹。始為細點，後乃融合。在濕溫病發疹，發於秋者。我國又名伏暑，西謂之發疹窒扶斯。又名小腸壞，其疹色赤。形圓。斑点細小，發於軀幹，在皮膚表面稍隆起。紅暈繞其周圍。以指壓之則退色，去其指壓，則暫時作蒼白色。旋則復紅，而法謂之薔薇疹。此薔薇疹在腸窒扶斯（即濕熱症）第二週初發於胸部及背部間。或發於兩肢。顏面甚少。在於發疹窒扶斯，則病期第三日至第四日往往汎發之。並發於顏面。且有發於黃斑点之傾向。熱霍亂將愈後之發疹。紅点較大。神清者無礙，神氣模糊者多死。痘疹初見点。根腳紅暈，摸之頗覺礙手，然不久其点之尖處有微白，似入水之狀。流熱瘴[illegible]腦脊髓膜

[illegible]

炎之疹。叢發成小水泡。發於唇鼻，形似水痘，而非水痘。

此症我國無何等名義。乃多之斷續疹，繼發第二期。

亦能發疹狀類薔薇疹。然有如斑者，有若蕁疹者，有似

體泡者。多發於体之兩側屈伸部，最先顯面及手足之

背面。檢又錄如。此發於手掌及足側者，殆亦不少。

異常之發汗

皮膚異常發汗，盜汗者，屢恆見之。盜汗類虛者，兼咳嗽

者謂肺癆。冷汗者謂虛脫。熱病之發汗，則在肺病退

熱時期。

皮膚之濕度

正常之皮膚，從汗腺分泌者，必有一定之濕潤。據微論寒

暑，其皮膚均有濕度。特多者，出在疾病，則其濕度必

變。一減量一增量。量度減少者，其皮膚必乾燥。

中之水分，概被消化器吸收，如霍亂吐瀉，不

症，尿量通多而發熱，與夫高度熱候之疾病，其皮膚之

濕度，人所必減者。

異常之發汗　皮膚之溫度　皮膚之浮腫

熱度增加之疾。乃由汗孔泄多量之汗液。如溫熱病。熱瘧、傷寒、陽明症。其熱將退時，及熱發作時，大率多汗。肺癆之消耗性熱候。溫熱症因歸熱之解，邪外出。與夫死戰期之虛脫，其皮膚濕度靡不增加。腹中劇痛。其皮膚每汗出。喘促甚者亦然。

皮膚之浮腫

浮腫者。由身体內之液体。侵於皮膚。因之呈蒼白色而腫脹也。以指壓之。皮膚堅韌者為氣腫。有凹痕者為水腫。浮腫之原因。可分為四類如左

一　鬱血性浮腫　心臟之力不足。血液不易循環。遂致皮膚之組織內鬱積液体。是名為鬱血性浮腫。在肢体間發現最速。腰部尤顯。面部較遲。此等症在心臟機能亡失時益顯著。

二　炎症性浮腫。　炎症機轉存於深部。其腫處稀薄滲出物。逸流於該病處之周圍。遂來此症。皮膚每多潮紅。其甚

者有強度之紫藍色。例如急性之扁風、及化膿性盲腸周圍炎之發現於其附近皮膚者是。至皮膚因瘡疥而發浮腫。則與氣腫相類。而無潮紅及紫藍色。

汎發性及局部之浮腫

汎發性者。其浮腫之廣延狀態。每發周身水腫。若腎臟炎、惡性貧血病、肺結核病、即肺癆等是。局部之浮腫。若骨疽之發見於該部皮膚、疔走黃之發見於面部、及手足者是。

皮膚出血

皮膚出血有數種。一外傷。例如從蚤刺而來者。其在出血点、及出血斑。謂之蚤刺性紫斑。此項與真性紫斑病之出血。斑紋不同之点。在多現於軀体。細加檢視。則當其斑紋之正中。可發見其蚤刺点。如在新鮮之出血。則其周圍必呈充血性紅暈。以指壓之。即行消散。

惡液質及疔毒之出血。特發於兼有出血性之惡液質。如水腫、重篤之腿部出血、肺結核之末期、及重篤貧血、白血病皆是。疔毒之出血。例如舌上之出血。及手足之血箭疔皆是。

皮疹之出血　凡猩紅熱發疹窒扶斯（即小腸熱）痘瘡恒有之而痘瘡為患最烈。痘瘡性紫斑病。皮疹尚未發見皮膚已大出血。是症多至速死。

强度之靜脈鬱血而發。　是症多起於劇甚之咳嗽。致靜脈鬱血衝突。

膚出血

皮膚發疹

性熱症傳染病。發自家固有之皮疹。可以之為疾病之主徵。故特稱斯病曰急性發疹病。如痘瘡麻疹水痘溫熱。發窒扶斯。及霍亂後之皮膚紅疹皆是。

一薔薇疹　其色紅如薔薇。其形圓。比皮膚表面稍為隆起。紅暈繞其周圍。以指壓之則全退色。去其指壓。則暫時為蒼白色。後再復紅。可與此皮疹鑑別者。為面皰。其與薔薇疹之異點。在於斑紋中心。皮腺之多少發膿

膚發疹

而已。
薔薇疹由下之疾患而来。一在腸窒扶斯。第二週之初
發於腹部下。胸部及背部。間或發於四肢。顔面極少。二
在發疹窒扶斯發病。第三日至第四日。全身汎發之。並
發於顔面。且多變出血点之傾向。三黴毒。第二期即發
疹期。是謂梅毒性薔薇疹。此症多發之体之兩側。惟軀
幹最多。顔面並手足之背面則缺如。而發於手背及足
蹠者。殆亦不少。
白疹發於溫熱盛行之際。狀如最潔白之瓷器色。多發
於胸項及腋下。其帶灰黑色者。豫後多不良。此症葉天
士溫熱論謂之白㾦。
熱性匐行疹此皮疹二三相聚成簇。有小水泡之内容
物。在初期發明如水狀。漸次帶膿性而溷濁。而其常發
部位。爲口唇外界。及鼻翼耳輪之附近。此症凡肺熱白
喉。腦脊髓炎。往往有之。
紅疹。霍亂在將愈期。每每有之。其紅点亦不小。發紅疹而仍神昏[illegible]

診筋大法

診筋大法

因於濕首如裹。濕熱不攘。大筋緛短。小筋弛長。短者為拘。長者為痿。陽氣大怒。則形氣絕而血菀於上。使人薄厥。有傷於筋從其若不容。味過於辛。筋脈沮弛。精神乃央。是故謹和五味則骨正筋柔。氣血以流。腠理以密。如是則氣骨以精。謹道如法。長有天命。肝之合筋也。其榮爪也。其主筋也。多食辛則筋急爪枯。諸筋皆屬於節。藏真散於肝。肝藏筋膜之氣也。風者百病之長。腎傳之心。病筋脈相引而急。病名曰瘛。食氣入胃。精散於肝。淫氣於筋。酸走筋。筋病無多食酸。肝主筋。久行傷筋。肝氣熱則膽泄口苦。筋膜乾。則筋急而攣。發為筋痿。心脈滿大。癇瘛筋攣。肝脈小急。癇瘛筋攣。以上皆內經診筋之大法。餘按靈樞有十二經脈之病。總載甚詳。後學難於理會。茲只即診筋病也。以肝主筋。許學士說證之。凡瘛瘲症角弓反張。目系了戾。我國名為痙症。又謂之肝風與西

人熱傷筋，腿背皮張，頭向後方，諸病狀若合符節。中國
之學說，及諸瘈瘲病。西人統謂之腦筋不自主，因腦
筋經之關係，營養有虧，無所不周，即內經所云經脈者
所以行血氣而榮陰陽，濡筋骨而利關節者也。是經脈
即腦髓神經，其所謂利關節即腦筋司運動之所自出。可見
一切運動皆由筋之所使也。經又曰陽氣者，精則養神，
柔則養筋。是以神一合筋而言。筋為體而神為用，故骨至
靈運動至於斯，蓋亦為神，謂即西學說之所謂神經系
吾。是內經十二經脈已合知覺運動而言，並嘆古聖取
義之說，格物之精，益不可及矣。

望診

技精於氣，語曰上工使能經理色脈而通神明者之
八則生色，六際疑，是醫家之要。望診曰來舊矣，如越人
望齊侯之色，即閱之疾在腠理血脈，由此而神驗者也
以密謂之盡，不見寒之訓，亦由此而致誤。又冥

望診

醫脉要精微。五臟生成、玉機真臟、五色等篇，諄諄以色診為重哉。然望診學說，林林總總。除婦嬰有特別診候外，而普通望診要以神氣也、五色也、五官也、五部也、舌苔也、色之澤夭也、諸体之占候、生死也、相其体質、寒熱燥濕之判，認審八者為望診中六綱。務簡練，端審於平日，方克臨牀有左右逢源、視死別生之鑑定。聞之西醫之望診，不但察其顏貌、行止、精神、體格、外相，且用鏡以燭其耳、目、鼻、喉、肛門、膣道，與其境殆亦殊途同歸歟。獨中醫望診，繁賾不易悟會其精蘊。蓋因於望診而察神耳。若夫神，靈樞本神篇曰：兩精相搏謂之神。平人絕穀篇曰：故神者水穀之精氣也。辭典云：有形可見者為精，無形可見者曰神。是神也者，僑寄於五臟之宅，每流露於兩目。陳修園云：察色之妙，全在察神。血以養氣，氣以養神，病則交病。譬如失睡之神有饑色，喪亡之子，神有呆色，氣索神自失養耳。先哲云：神者色之旗也。覲趙以德玉函經血痺霊勞第六篇，可不三致意乎。素問脉要精微論曰：切脉動靜，而視精明，察五色，觀五臟有餘不足，六腑強弱，形之盛衰，以此參伍，決死生之分。按此而視精明，即精彩目光之意也。精明王冰以為即目內眥之精明穴。然僅察其一部，必不足以觀其大。時賢張山雷謂明明以瞳神言之。蓋人目以精華明爲貴，故有精明之稱。且瞳神之明晦，可以測精液之盛衰，病情之深淺，亦猶子與氏所謂存乎人者，莫良於眸子之義。是以醫者望色之一要矣。

第一課

夫合人以五氣，藏於五臟，上華面頰。肝青、心赤、脾黃、肺白、腎黑。一年之中，天之氣候有五變：春風、夏暑、長夏濕、秋燥、冬寒，每節各配七十二日，以符五運之說。人生氣交之中，呼吸吐納，不能出五氣之外。此五氣從鼻而入，風氣通肝，暑氣入心，濕氣入脾，燥氣入肺，寒氣入腎，藏

色診

於五臟。蘊其精華。上華面顯。五色蘊於五臟者。各臟精華蘊中形外故也。此則脈要精微論曰。夫精明五色者。氣之華也之理。又人體內臟。各含色素。亦猶各種植物花葉中。所含色素。均因感受日光。各呈其色彩。西人謂日有七色。測以三棱鏡。則紅橙黃綠青藍紫各色。可資驗。據此一切動植物所呈之色相。無一不經日中光綫而生。是光綫即色綫。經云南方生熱。其色赤。赤色西人亦云熱色。經云北方色寒。其色黑。黑色西人亦云冷色。再以五臟五色而精研之。肺主氣。炭氣呼出。養氣吸入。氣清且潔。是肺含白素也。心主血。迴血退換。新血化生。血鮮且紅。是心含赤素也。肝製膽汁。其色綠。是肝含青素也。腎生外膜。其色紫。是腎含黑素也。脾居油網之上。脂肪皆其所司。一黷則變為黃矣。經以五色論五臟。俱有至理寓乎其中矣。

就五色七情覘知各臟虛實應屬之病

肝病善怒。面色當青。左有動氣（肝位居右氣行於左）轉筋脇疼。（肝主周身筋肉肝病則易轉筋肝氣行左故臍左有動氣脇疼）諸風掉眩。疝病耳聾。目視䀮䀮。如將捕驚。肝血虛則膽汁因之虛薄。故不時有如人將捕之狀。

心赤善喜舌紅口乾。臍上動氣。心胸痛煩。健忘驚悸。怔忡不安。實狂昏冒。虛悲悽然。

脾黃善憂。當臍動氣。善思食少。倦怠乏力。腹滿腸鳴。痛而下利。實則身重。脹滿便閉。

肺白善悲。臍右動氣。灑淅寒熱。咳唾噴嚏。喘呼氣促。膚痛腦痹。虛則氣短。不能續息。

腎黑善恐。臍下動氣。腹脹腫喘。溲便不利。腰背少腹骨痛欠氣。心懸如飢。足寒厥逆。

五色占病

黃赤風熱。青白主寒。青黑為痛。甚則痹攣。恍白脫血。微

五色七情各藏虛實

黑水寒。痿黃、諸虛。顴赤勞纏。黃赤為色中之陽色，故為病屬陽，主風熱諸邪。青白黑為色中之陰色，故為病屬陰，主寒痛諸病。若黑甚在脈為麻痺，在筋為拘攣。㿠白者，淺淡白色也，主大吐衄、下血、脫血也。若無衄吐下血，則心不生血，不榮於色也。微黑者，淺淡黑色也，主腎病水寒也。痿黃者，淺淡黃色也，主諸虛病。兩顴深紅赤色者，主陰火上乘，諸虛勞之徵也。

五色占病

色診之惡耗

色診之惡耗

黑庭赤顴，出如拇指，病雖少愈，亦必卒死。唇面黑青，五官黑起，擦殘汗粉，白色皆死。善色不病，於義誠當。惡色不病，必主凶死。五官陷弱，庭闕不張，蕃蔽卑小，不病神強，

前八句係時非常之色，診人暴死之法也。見甲乙經五色篇。出如拇指，謂成塊成條，摶聚不散也。黑色出如拇指於天庭，赤色出如拇指於兩顴，此皆水火相射之候

故病者雖劇、少愈。亦必卒然而死也。若病者、倉面青黑及五官忽然起黑白青色。如塗汙粉之、狀。雖不病。亦皆主卒死也。後八句係明見惡色。不見其病。當斷為惡形之診法也。善色者。氣色並至之好色也。其人於理當不病也。惡色者。深沉滯晦之色也。其人當病。即不病。亦必主凶殃也。凶殃者。即相家所謂紅主焦勞。口舌白主刑罰。字錄黑。主非災凶死。青主憂、訟暴亡之類。五官陷弱者。謂五官骨陷肉薄也。庭闕不張者。謂天庭闕中。不豐隆張顯也。蕃蔽卑小者。謂頰側耳門卑低不廣也。此皆不病。而育不壽之形。若如惡色。豈能善哉。其有不病者。必其人神氣、張旺。亲藥其、形也

診色之澤夭

沉、濁晦暗。內久而重。浮澤明顯。外新而輕。其病不甚。半澤半明。雲散易治。摶聚難攻。此以五色、晦、明、聚、散。別久、重新輕之病。易治難治之診法也。色深為沉。主病在

形色之澤夭

五藏絕候

内。若更濁、滯、晦、暗。主久病與重病也。色淺為浮。主病在外。若得光澤明顯。主輕病與新病也。若其色雖不甚暸。亦不明澤。主不善之病也。凡諸病之色。如雲霧散。主病將愈。易治也。摶聚凝滯。主病漸進。難治也。

五臟絕候

汗出髮潤。喘息不休。此為肺絕。丙篤丁憂。肺合皮毛。肺液絕。故汗出不流。而髮潤澤脫也。肺為呼吸器。肺氣隨肺液而散漫。故張口出氣。不能復還。而降於膈下、以灌溉臟腑也。喘不休者。氣脫也。蓋平人之氣。雖生於下焦。呼三吸一之理。不可不知也。推之脈浮而洪。身汗如油。喘而不休。水漿不下。形體不仁。乍靜乍亂之神情。屬於命絕之候。與此相類。形如煙熏。陽反獨留。神去直視。陰絕。搖頭。此為心絕。脈心操鉤。心絕之脈。如操帶鉤。言其堅無冲和之氣也。或轉豆躁疾。亦主心絕。廿四難云。少陰氣絕。面色黑如黧。

四肢漐習。唇吻反青。此為肝絕。

將入幽冥。成無己曰。唇吻者。脾之候。肝色青。肝絕則真色見於所勝之部也。四肢者。脾所主。肝主筋。肝絕則筋脉引急。發於所勝也。方有執曰。口唇邊曰吻。四肢手足也。漐汗出。說習為數飛也。言手足顫搖如鳥之習飛奮迅而不已也。環口黧黑。柔汗發黃。此為脾絕。旦夕將亡。脾之華在唇四白。環口黧黑。真黃萎矣。方有執曰。口為脾之竅。黧黑者。熏黃黑暗。土敗之色也。柔汗。俗名冷汗。張錫駒曰。環口黧黑。土敗而水侮也。柔汗者柔軟而濈濈。脾之真液。液黃色者。脾之真色見也。溲便遺失。勤見狂言。目反直視。絕在腎元。腎司二陰。溲便遺失。腎絕也。方腎藏精與志。狂言直視。精志俱敗也。方元曰。腎司闔闢闔闢廢。故二便無禁約也。經曰。腎藏志。狂言者。是失志也。失志者死也。腎主骨。骨之精為瞳子。目反直視者。骨之精不上榮於瞳子。而不能轉也。別有上脘下脘二證。上脘者。妄見妄聞。恍若神靈甚者。身輕快。而汗多淋漓。或湯湯得意。一笑而逝也。下說者。不見不聞。有如龍聾瞶。甚者。身重者。而肉多青紫。或寢而遺魘。身如被杖。九竅出血而死也。

六背腰膝骨之占候

頭背腰膝骨之占候

頭傾視深。背曲肩隨。坐則腰痿。轉遙遲回。行則僂俯。立則振掉。形神將奪。筋骨怠頹。此明形憊死候之診法也。

脉要精微論曰。五臟者。身之強也。頭者精明之府。頭傾視深。精神將奪矣。背者胸中之府。背曲肩隨。府將壞矣。腰者。腎之府。轉搖不能。腎將憊矣。膝者筋之府。屈伸不能。行則僂俯。筋將憊矣。骨者髓之府。不能久立。行者振掉。骨將憊矣。凡此形神將奪筋骨怠頹之形狀。故皆主死候也。

形肉生死診法

形肉生死診法

形有強弱。肉有脆堅。強者難犯。弱者易干。肥食少痰。最怕如綿。瘦食多火。著骨難全。此明形肉生死之診斷法也。五形之人。得其純者。皆謂之強。得其駁者。皆謂之弱。強者、加感之邪難犯。弱者加、感之邪易干也。能食而肥猶強也。若食少而肥者。非強也。乃痰也。肥人最怕。按之如綿絮。謂之無氣。則主死矣。食少而瘦者。弱也。若食多而瘦者。非弱也。乃火也。瘦人最怕。肉乾著骨。謂之消瘦。亦主死矣。

寒热燥濕体質之辨别！

礼月令云。中央土。其蟲倮。註曰。人為倮蟲之長。素問五常政大論曰。倮蟲静。註曰。人及蝦蟆之類。蓋濕热生蟲。人亦濕热所生矣。濕也水也。陰液也。不類而热也。火也、陽氣也。不類而類。以下四種体氣。医者當知有濕热平等之体氣。燥热体氣。次之寒温宗燥二者難辨。明斯体氣。用藥宜热宜寒。宜滲宜温。庶有桴鼓之應。濕热体氣。面色深黄光潤。唇色紅紫不燥。舌質紅。涎多苔厚膩黄。或帶深黑色。大便時溏時結。色深黄。氣臭。小便黄。其

面色黄。
唇紅紫。
舌質紅。
苔膩黄。
涎沫多。
大便時溏、時結、色黄而氣臭。小便黄。

乾唇
紅紫燥
舌紅捫之糙
少
深黃而薄

寒熱燥濕
辨別

據也。若濕從熱化。偏於燥熱。面色乾蒼有光。唇色紅紫。而燥。舌質紅。捫之糙。涎少苔深。黃而薄。大便燥色深黃。氣臭。小便短赤。其據也。若熱從濕化。偏於寒濕。面色晄白。或暗黃。唇色淡白。或淡黑。舌質淡涎多苔薄潤或罩淡黑色。大便溏色淡黃。氣腥。小便清長。其据也。若燥熱。而陰損及陽。寒濕而陽損及陰。則成寒燥。面色淒白。髮乾。唇色淡白而枯。舌質淡。捫之澁少。苔白薄不澤。大便乾色淡。氣不臭。小便清。而少。其据也。故人必燥濕得中。而為潤。寒熱得宜。而為溫。斯能無病。再程芝田有診病須察陰臟陽臟平臟之說。如素係陰臟。飲食必喜熱物。偶食生冷。復中即凝滯不爽。大便一日一度。決不堅燥。甚則痛溏。食難消化。若素係陽臟。一切飲食必喜寒冷。偶食辛熱。口中便覺乾燥。甚則口瘡咽痛。大便數日一次。必然便甚則燥結。陽臟之人所慮之病從陰化。寒病居多。陽臟者患傷寒溫表之劑。不妨重用涼攻之方。不宜過剩。一平臟之人。寒飲熱食俱不妨。寡欲。大便一日一度。不緊於濃。若患熱病。藥不宜過涼。若患寒病。藥不宜過熱。至用補劑。亦宜陰陽平補。八西醫云。身体構造狀態。易罹某種疾病者。是曰体質。医學上分別為四。一如肺癆質。如全身之構造薄弱。頸長如鶴。皮色蒼白。胸狹小。或稱偏平。顏細長。而顴部稍赤。眼球大。而有一種光澤。有此質者。不問男女。外貌雖秀麗。人皆讚其優美。而實所謂美人薄命也。二如卒中質者。骨骼筋肉肥大。全身富脂肪。顏大而赤。頸短而厚。肩高而聳。其外貌雖甚強健。而身体略為運動。則呼吸因之困難。心動因之強迫。此種人為卒中之遺傳。易於得卒中之病。非戒用興奮飲料。恐不免於卒中也。三如神經質者。不在体格体質。而其舉動行為。容貌伶俐。視物敏捷。髮潤而光。靴新而黑。衣服之清麗。至不容纖塵染於其上。言語亦爽快。教以學問技藝。比常人易於領悟。然非大器晚成之人。

其意思無常。時興一會。時發驚。且屢疑人。故易罹神經痛。

四如腺病質者。其在小兒皮膚蒼白。筋肉瘦而不潤。頷面如浮腫。顏面狹小。身体細弱。皮膚易發紅色。靜脈之透於外面。往往生皮疹。此西醫亦重体質之學。

人具之發声之器官

人具發聲之器官

中空有竅。故肺主聲。喉為聲路。會厭門戶。舌為声機。唇齒扇動。寬隘銳鈍。厚薄之故。此照聲音各有所主之診法也。凡萬物中空有竅者。皆能鳴焉。故肺象之。而主声也。發声必由喉出。故為聲音之路也。必因會厭開闔。故為声音門戶也。必藉舌為宛轉。故為声音之機也。必資之於牙齒唇口。故為声音之扇助也。五者相須。故能出五音。而宣達遠近也。若喉寬者声大。隘者声小。舌銳者声辨。鈍者不真。會厭厚者声濁。薄者声清。唇厚者声遲。薄者声疾。牙齒疏者声散。密者声聚。五者皆無病之声音。乃形質稟賦不同也。素按此靈樞憂恚無言篇之旨。

又靈素生理新論云。声音之器官。蓋有七焉。一喉嚨。二會厭。三口唇。四舌。五懸雍垂。六顱額。七横骨。亦可參考。

闡声辨寒熱虛實

好言者热。懶言者寒。言壯為實。言輕為虛。言微難復。奪氣可知。譫妄無倫。神明已失。此以声音診病。寒熱虛實生死之法也。中藏經曰。陽候多語熱也。陰證無聲寒也。發言壯厲實也。四診抉微云。怒罵邪實內熱也。畧同粗厲。發言輕微虛也。抉微云。言語輕遲。氣短中氣虛也。若言声微小不能出。喉欲言者不能復言。此奪氣也。譫言妄語。不別親疎。神明失也。皆主死候。素按脈要精微論云。言而微。終日乃復言者。此奪氣也。衣被不斂。言語善惡。不避親疎者。此神明之乱也。此節叙虛實譫妄證。本此經。青又無人始言曰。独語亦屬虛病居多。抉微云。自言死者。元必虛也。喜言食者。胃有火也。言家私者。心必虛而少睡也。言負德者。肝必鬱而多怒也。譫語收財帛。元已竭也。狂言多

实

與人者。邪方實也。石芾南云。腹形充大。鼓之板實者。實也。腹皮繃急。鼓之鼕鼕空音。虛也。長號數十声漸止。復如前者。此鬱病也。因痰閉於上。火鬱於下。故長號則氣少舒。經云。火鬱則發之。宜用重劑涌吐其痰。此一證見外候問答。

闭声加寒热实者

失音哑风加别

失音啞風辨別（內條六一）

失音声重。內火外寒。瘖瘄而久。勞啞使然。嘔歌失音。不治已痊。啞風不語。雖治命難。此明失音為尋常病。啞風為危險病。不同之診也。(一)失音声粗重者。乃因內火為外寒所遏。鬱於肺也。素按此症冬日最多。(二)失声不揚重。且瘖爛而痛。日久流連音。是因勞啞使然也。(三)謳歌失音者。是因歌傷喉。不治亦可痊也。其有小兒抽風不語。六人中風不語。皆謂之啞風。雖竭力治之。而命則終難挽回。以金不能制木也。肅殺金氣不足以降之。言肝風鼓蕩肺清。素按醫學入門六卷云。聲不清兮固本。即固本丸也。或用單炒槐花夜半服，聲暴失兮潤沛。即潤肺丸再煉蜜脂任意嚼。（潤肺丸煉蜜脂法用究）是法治失音頗效。靈樞憂恚無言篇亦言寒氣客於會厭所致。西醫对於此病，亦主發汗（素丙寅冬傷失音。服麻杏甘石湯二服方愈。）鼻塞声重，必挾外寒。暴啞病音瘖，肺金室塞，久病音瘖，肺氣消亡。（見平素三卷脈學）

聞呻吟辨諸痛及詐病

脉之呻吟。（俗以有疾痛而發声者曰呻吟）病者常情，搖頭而言，護處必痛。三言三止，言蹇為風。嘶嗄呵欠，皆非病徵。（此節四診心法問診中素移於）闡道詳中於此，以声合情，診病何在，及真偽之法也。醫家診脉病者呻吟，以其為病所苦，無奈之常情也。凡欲言而先搖頭者，是痛極艱於發声，搖頭以意示緩故也。若以手護腹，則為裏痛；護頭，則為頭痛。但有所護之處，必有所痛也。持脉之時，病人三言三止者，謂欲言不言，如此者三也。絞言蹇，不能言者，風病也。若非言蹇風病而三言三止者，是為詐痛之態也。或脉之而嘶嗄，或脉而呵欠。

問呻吟欠
詐病及
詐病
加古語鄭声

皆非有病之徵。以嚥唾著裏氣和。呵欠者。陰陽和故也。舉此二者。以别其情之真僞。蓋意在使病者不能傳其欺。医者不致為其所欺。而妄治也。

素按是節本平脉法云。假令向壁卧。聞師到。不驚起而盼視。若三言三止。脉之嚥唾者。此詐病也。假令脉自和。處言此病大重。當必服吐下藥。針灸數十百處乃愈。蓋彼以詐病我以詐治非良工不能其是巧也。叙求接古之詐病。多出於妻妾爭寵。不肖子欺其父母。現今世風不古。奸詐機巧。千狀萬態。凡我医界之從事於軍医。保險医。監獄医。警察医。工廠医者。關於兵役之徵免。勞動之賑恤。保險之賠償。不得不注意於詐病一隅。近世德人首著有詐病論。日人本谷祐實更從而譯補之。名曰詐病及鑑定法書。分內外眼耳神經病等科。然各國人情互異。習俗不同。吾輩究當本仲景詐病之論。廣求歷代名医鑑定之法。

諺語鄭声之辨别

诊断学讲义 六

七

[illegible]

譫語熱實，聲壯雄長；神虛譫語，虛煩似狂。安宮承氣極宜審量，究晰重複。細短音輕，臟氣虛奪，斯為鄭聲。仲師復躁湯可為法程。此以譫語為邪實，鄭聲為正虛及類譫語，亦為虛閉診之法也。譫語神昏一證，葉吳專責在邪熱逆傳心包，然必以舌絳方可用安宮至寶等。神昏一證，王晉三云：頭痛而像神昏不語者，此肝虛魂升於頂，當用龍骨牡蠣救逆以降之。東垣云：熱入血室，晝則明了，夜則神昏，亦屬肝病。然屬肝中實熱也。內經金匱傷寒神昏不識人，以及譫語之病，無不責在胃熱津液壅滯結為痰涎，閉塞隧道，堵其神機出入之竅，是以神昏不識人也。徐洄溪謂若將人頸兩人迎脈按住，其氣即壅遏不識人（人迎，胃脈也）。者傷寒論云：陽明病，其人多汗，以津液外出，胃中燥，大便必硬，硬則譫語，小承氣湯主之。又云：陽明病，譫語潮熱，反不能食，胃中必有燥矢，宜大承氣湯。此譫語之屬於胃也。內經厥論篇云：厥陰厥逆

谵郑声辨别

皆非有病之徵。以聽嚥音。衰弱等人知何久着。陰陽和故也。舉此二者。以别真情之真偽。蓋意在使病者不能售其欺。医者不致為其所欺。而妥治也。

素按是節本平脉法云。假令向壁卧。聞師到。不驚起而盼視。若三言三止。脉之嚥唾者。此詐病也。假令脉自和。處言此病大重。當必服吐下藥。針灸數十百處乃愈。盡彼以詐病我以詐皆叙來。故古之詐病多出於妻妾。非良工不能且是巧也。爭寵。不肖子欺其父兄。況今世風不古。好詐機巧千狀萬態。凡我医界之從事於軍医。保險医。監獄医。警察医。工廠医者。閔於兵役之徵免。勞動之賑恤。保險之賠償。不得不注意於詐病一門。近世德人首著有詐病論。日人太谷藤齋更治而譯請之。名曰詐病及鑑定法書。分內外眼耳神經病等科。然各國人情互異。習俗不同。吾輩究當參仿吳詐病之論。廣求歷代名医鑑定之法。

讝語鄭聲之辨别

譫語熱實。聲壯雄長。府虛譫語。虛煩似狂。實宜承氣。極宜[illegible]呢喃重複。細短音輕。臟氣虛奪。斯為鄭聲。仲師復脈湯可為法程。此以譫語為邪實。鄭聲為正虛。及類譫語。亦為虛。閻詮之法也。譫語神昏一證。葉吳專責在邪熱。逆傳心包。然必以香絳。万可用安宮至寶等。神昏一證。王晉三云。頭痛而後神昏不語者。此肝虛魂升於頂。當用龍骨牡蠣救逆以降之。東垣云。熱入血室。晝則明了。夜則神昏。亦屬肝病。然屬肝中實熱也。內經金匱傷寒神昏不識人。以及譫語之病。無不責在胃熱。津液壅滯。結為痰涎。閉塞隧道。堵其神氣出入之竅。是以神昏不識人也。徐忠可謂若將人頭兩人迎脈按住。其氣即壅遏不識人。胃人迎之者傷寒論云。陽明病。其人多汗。以津液外出。胃中燥。大便必硬。硬則譫語。小承氣湯主之。又云。陽明病。譫語潮熱。反不能食。胃中必有燥矢。宜大承氣湯。此譫語之屬於胃也。內經厥論篇云。厥陰厥逆譫語。張隱菴註：肝主譫語者。肝氣鬱也。由此可知譫語一證。屬胃、屬肝、屬心包之不同也。凡臟病中毒諸症。關有並呈譫語。幻視等象者。又石芾南云：亦有虛煩似狂二症類於譫語者。當以脉證舌苔辨之。不可概以治實熱法治之。又云：語不接續為鄭聲。無人始言為獨語。均屬虛多。傷寒心法云：心氣虛熱而神不足。則譫為鄭聲。鄭声為虛。故音短而細。只將一言重複呢喃也。凡譫語鄭声。與陽症同見者屬熱。可以攻之。與陰經病同見。總屬寒症。可以溫之。

辨表裏燥濕等邪之聲

壯厲其聲。先輕後重。感冒時邪。輕揚爾用。出言懶怯。先重輕後。內傷聲韻。補益宜精。聲濁韻厲。乾咳連連。太息乾嘶。燥病使然。聲低重濁。痰壅不宜。如從瘦覺發。濕病纏綿。此就聲音之輕重。乾濇低平。辨表裏燥濕諸病。本石芾南之說補入。他如鼻塞聲重。噴嚏者。風寒在表未解也。入平脈法曰。言遲者風也。又傷寒論第六節云。風溫之為病。脈陰陽俱浮。自汗身重。多眠睡。鼻息必鼾。語言難出。此亦溫病之在表也。凡上文所敘之鄭聲獨語。言微復言。下文所敘之寂寂暗瘖等。皆屬裡氣虛病也。聲音乾濇不利。恍如破啞。皆為燥病也。河間原病式增燥證一條。如諸澀枯涸。乾勁皴揭。皆屬於燥。此雖為外證燥裂而言。而聞声音之燥濇。亦可驗之於外證也。濕病声多重濁。不僅況着之咳声。或水停心下。汩汩有聲。或多噫氣。周身痠痛。況重。或腫滿。咸可知其為濕。脈要精微論曰。中盛藏滿。氣勝傷恐者。聲如從室中言。是中氣之濕也。

金匱辨息之主病

師曰。息搖肩者。心中堅。息引胸中。上氣者欬。息張口短氣者。肺痿吐沫。徐忠可註曰。此節三者。全於呼。而認其病之在心肺也。然竟不言呼。而曰息者。蓋出氣雖亡。中

金匱加息之主病

無小遠。不能入呼。故揭出搖肩息引張口六字。而病之在呼者宛然。然不得但言呼。玉函經註。息者。呼氣出為。類微喘。而有声也。呼出心與肺。今火乘肺。故呼氣奔促。而為息也。搖肩者。肩隨息氣搖動。以火主動故也。其心之經脈掣引也。因心中有堅實之邪。不得和於經脈。故經脈抽掣搖動。息引胸中上氣欬者。胸中脈所生也。宗氣之所在。火炎於肺。則肺收降之令不行。反就燥。而為固澁堅勁。氣道不利。所以上氣出於胸中者。則欬也。息張口短氣。肺痿吐涎。此又因炎於肺之甚者。收降清肅之氣亡。推從火出。故張口不合也。宗氣亦衰。而息短矣。津液不布。從火而為吐唾矣。

金匱加吸之主病

金匱辨吸之主病

師曰。息而微數。其病在中焦實也。當下之則愈。虛者不治。在上焦者。其吸促。在下焦者。其吸遠。此皆難治。呼吸動搖振振者不治。上節言息。息兼呼吸而言。偏重在呼也。此節專言吸。又於吸中。而分上中下虛實之辨。徐忠可謂為闡法之最細信哉。唐容川曰。虛者不治。仍指吸而微數。言中焦實者。如結胸等症。氣不得降也。欲下之即愈。若上焦虛者。無阻塞氣本浮降。而不返。其舍也。故不治。被振振動搖者。亦喘症類也。醫論選。謂腎為氣之根。肺為氣之籥。肺主出氣。腎主納氣。陰陽相交。呼吸乃和。若出納升降失常。斯喘作焉。實喘責在肺。虛喘責在腎。實喘者。胸滿声粗。氣長而有餘。虛喘者。呼長吸短。息促不足。實喘有水邪射肺。有痰飲遏肺。有六氣干肺。上氣壅塞。治宜疏利。虛喘為腎不納氣。孤陽無根。治宜固攝。虛實分途。陰陽異治。呼吸困難。責在喉頭狹窄。與氣管狹窄。

問診

問日夜寒熱以知病在陰陽氣血

問診

問晝夜寒熱以知病在陰陽氣血

晝劇而熱。陽旺於陽。夜劇而熱。陰旺於陰。晝劇而寒。陰上乘陽。夜劇而熱。陽下陷陰。晝夜寒厥。重陰無陽。晝夜煩熱。重陽無陰。晝寒夜熱。陰陽交錯。飲食不入。死終難卻也。

此以問知晝夜起居。診病陰陽氣血生死之法也。晝陽也。熱陽也。凡病晝則增劇煩熱。而夜安靜者。是陽自旺於陽分。氣病而血不病也。夜陰也。寒陰也。凡病夜則增劇寒厥。而晝安靜者。是陰自旺於陰分。血病而氣不病也。凡病晝則增劇寒厥。而夜安靜者。是陰上乘於陽分之病也。凡病夜則增劇煩熱。而晝安靜者。是陽下陷於陰分之病也。凡病晝夜俱寒厥者。是重陰無陽之病也。凡病晝夜俱煩熱者。是重陽無陰之病也。凡病晝則寒厥。夜則煩熱者。名曰陰陽交錯。若飲食不入。其人之死。

終難卻也。

問二便占知寒熱虛實

大便通閉。關乎虛實。無熱陰結。無寒陽利（實熱）。小便紅白。主乎熱寒。陰虛紅淺。濕熱白泔

此以問知大小二便之診法也。大便之利不利。關乎裏之虛實也。閉者為實。若內外並無熱症。則為陰結便閉也。通者為虛。若內外並無寒症。則為陽實熱利也。

小便之紅與白。主乎裏之寒熱也。紅者為熱。若平素淺黃淺紅。則為陰虛也。白者為寒。若平素白渾如米泔。則為濕熱所化也。

附張景岳十問篇中四問便之註

一凡小便。人但見其黃。便謂是火。而不知人逢勞倦。或焦思慮。酒色傷陰。小水皆黃。瀉利不期。小水亦黃。使非或淋或痛。熱症相兼。不可因黃便謂之火。余見

境遇問診

嘗貴後賤。名曰脱營。嘗富後貧。名曰失精。封君敗傷。及欲侯王。雖不中邪。病從內生。五運留連。病有所并。病深無氣。洒洒時驚。不在臟腑。不變軀形。診之而疑不知病名。外耗於衛內奪於營。良工所失。不知病情。

此疏五過論之詞。今集其原句。稍為變置。未能完全諧韻。閱者諒之。夫富貴利達。人之境遇耳。日午必昃。月滿則虧。當貴窮通。本循環之事也。恃富驕人。恃貴凌人。在賤而望貴。處貧諂以求富。皆惑之甚也。然非賢者。烏能免此乎。五過篇之意。蓋謂無論故貴之封君。新貴之顯吏。一经褫奪其章服爵祿。没收其家私田產。與夫富者大衰其資斧。權臣僭謀稱尊。而势敗之數者。定有無限怨尤。無限抑鬱。精氣神。被憂恚悔恨之情志所傷。所以有氣虛時驚。皮焦筋屈。痿躄為攣。形体毀沮。精氣竭绝等症。要之腎所主之精。心肝所主之營。肺所主之氣。病漸蝉聯。是以曰。五氣留連。病有所并。

水土問診

五常政論曰。地有高下。氣有溫涼。高者氣寒。下者氣熱。故適寒涼者脹。之溫熱者瘡。此言北方地高氣寒。感之易生脹病。南方卑下。氣候溫熱。往此地者。易生瘡瘍或攣痹。即韓昌黎所謂南方濕患輭脚病是也。從知脚氣由卑下濕熱而生。自古為然。西人以為服白米乃有此病。服糙米可以愈之。以白米乏惟他命之性質也。究之往南方者何人不食白米。何以患此病者寥寥無幾。竊謂此病症乃水土不服之症。或者米穀可化其濕熱。故能愈此病症耳。第南方海濱。空氣湛深。氣候溫和。尚合肺结核症之天然療法。惟交通便利。傳染病善於流行。故歷年濕熱症最易盛。若霍乱間歇熱。尤常有之瘧證。实水土使然耳。西人凡療病用對症藥不愈者。每令其改換水土。最為有見。

水土　性情問診

凡人之性有鎮靜浮躁二種。性藏於心。心血偏於熱[illegible]

性多浮躁。心血和平者。性多鎮靜。平常人經〻如是。若
中浮躁。亦寧。為邪實。如好靜惡動者。為正氣虛。

問病十則　參景岳及張心在說

一、問寒熱　病之初起每發寒熱。故寒熱為外感之所
有事。經所謂人之傷於寒則為病熱是也。其症必身
熱脈緊。頭痛體痛拘急無汗。此乃症相應。在上而連
肺者多兼喘急咳嗽。其寒熱亦必類瘧。在中而連胃
者多妨礙飲食。或生懊憹或煩燥而焦渴。在下而連
腎者多二便失節。或遺溺。若夫瘡瘍毒重者。初起亦
必寒熱頭痛身疼。亦與外感相類。然瘟疫亦然。然必
有發瘡發疹之外證可憑。須詳察之。

二、問汗　汗為陽氣之外分。表邪盛者必寒熱無汗。一汗
則邪從汗解。風傷衛者雖有汗而惡風。熱仍不解。陽
明症必汗多而潮熱口渴。溫熱病則汗出熱退。不久
瘧即復熱。其有全無表症。而陽虛自汗者。或陰虛臥
則汗出者。亦當隨症細察。

二、問頭身

頭痛身痛。例有寒熱表症可汗者。謂之外感。其無寒熱而火盛於內者。乃裏熱上衝之症。其脈必洪實。與外感不同。宜用清降。陰虛頭痛者。遇勞若或情慾而痛愈甚。其有陰寒在下。陽虛不能上達而痛甚者。其症則惡寒嘔惡。六脈沉微。或弦細。若偏風頭痛。每因血虛。婦人尤多。

身痛甚者有表症。則為外感無表症者。乃痛痺之屬。肌膚灼熱者必清其火。血凝氣滯者多陰寒。必溫其經。其有勞損病劇忽身痛甚者。乃營氣傷。亟治之疾也。

四、問便

二便以排泄身中穢惡之氣也。病久而尿毒入血。必小便不甚利。而涸澈宜理綫。乃最危之疾也。陽明病大便躁結。必神昏譫語。若大解行而不甚乾結。或旬日不解。腹中無脹急者。便非陽明實鄉。仲景云。大便先硬後溏者不可攻。亦以其非實熱也。若夫濕熱病多下溏糞醬糞。而稠粘甚臭。乃熱甚從大便排泄。此則與傷寒办法不同。

五、問飲食　病由外感而飲食知味者。胃和之象也。其惡食或不能食者。內傷也。欲熱食者。中寒也。素好冷食者陽臓也。在時行之湿熱病。其喜熱食者。則濕痰挾在胸膈。不能誤作寒症。此症最多。知者尚少。

六、問胸　問胸者該胃口而言也。濁氣上干則胸滿。痛為結胸。不痛而脹。心下有痞氣。

七、問聾　清錢斗保云。耳雖少陽之經。实為腎藏之官。又為宗脈所聚。問之非惟可辨虛实。亦且可知生死。凡人之久聾者。以一經之閉。不足為怪。惟因病而聾。不可不辨。熱論篇曰傷寒三日。少陽受之。故為耳聾。此在經氣閉而然。素問曰精脫者耳聾。若病至聾極。絕然無聞。此誠精脫之症。余經歷數人。皆至不治。瘟疫溫熱症耳聾者甚多。熱壅於上者清肺可愈。內經所以有耳聾治肺之說也。若病至下焦。半虛半实。用吳鞠通減味復脈湯。亦多效。余生平驗之屢矣。未可斷為不治。素問精脫耳聾。或者指久病及雜病而言耳。

八、問渴　寒熱虛實俱有渴。大抵以口中和，索水不欲飲者為寒。口中熱引飲，不休者為熱。大渴譫語不大便者為實。時欲飲水，飲亦不多。二便通利者為虛。口渴而喜熱不喜冷者，中寒也。寒何能渴，以水虧故也。第猶有痰飲者，恆喜熱而不甚渴。未可以其喜熱惡冷，而謂之中寒。

九、問舊病十問因　問舊病者，即前篇所云既往症是也。問致病之因者，即外感內傷，及各病之來源是也。須參考詳明，以為用藥之準。

可兼服藥參機變　藥以治病也，其同一病同一藥，而有效有不效，則必窮其所以不效之故而施治。所謂治法變通，存乎其人也。

婦人尤必問經期，遲速閉崩皆可見　婦人經病，不過遲速閉崩四者而已，問之以分別病情，兼察其孕否。

再添片語告兒科。瀉痢瘧痳，全占些。

小兒之病，瀉痢瘧痳為多。一由內傷。一由時感也。但瀉痢亦多挾暑溼而發，與痳瘧均有流行，症須詳辨之。

切診

脈源

脈者血脈也。與心之跳動相合。故內經云心之合脈也。其榮血也。而醫云心為血之渠。脈為血之溝。合二者而叅攷之，其宗旨亦適相符。然而醫每謂脈之源發於心。故其診脈多根據心臟而言。拘執於形質之末。然正西醫之缺點也。不思心不能自動。必賴肺之呼吸以推動之。而後血脈得以周流無滯。故曰一呼一吸。脈來四至。心雖能運血。必賴肺之呼吸引天氣以化血中之穢氣。而後脈得以運血於周身。我國醫舊說每云氣者血之帥。又云血脫宜益氣。可見脈之跳動。不專於在心也。

心

體本虛。為血所聚。因縱隔分為左右二部。左曰左心。

余所述[illegible] [illegible] [illegible]國醫專門學校

自肺受血。輸之於身體。故亦曰身體心。爲肺中鮮紅血之歸宿處。輸送全身鮮紅血之發源地。右曰右心。自身體受血。輸之於肺。故亦曰肺心。爲全身暗赤血之歸宿處。輸送肺中暗赤血之發源地。二心各屬一系。絕不相交通。

左右二心。又各以橫隔分為上下二部。上曰房。其壁薄。自靜脈受血者也。下曰室。壁較厚。輸血於動脈者也。房室之間。有孔曰房室孔。亦曰靜脈孔。乃血自房入室之通路也。房室孔有瓣。以司啟閉。防血之逆流也。

右房大。在心基右半部。為全身暗赤血之歸宿處。上壁與後壁各有孔。以通上下二大靜脈。即全身暗赤血之輸入口。下壁有右房室孔。以通右室。即右房暗赤血之輸出口。

左房較小。在心基左半部。為肺中鮮紅血之歸宿處。後壁上部有四孔。以通肺靜脈。即肺中鮮紅血之輸入口。下壁有左房室孔以通左室。即左房鲜红血之輸出口。

右室在右房之下。形扁圓。壁較薄。自右房室孔。受暗赤血於右房。因肺動脈口輸之於肺動脈。實肺中暗赤血之發源地也。

左室在左房之下。形如圓錐。其壁厚。自左房室孔。受鮮紅血於左房。因大動脈孔。輸之於大動脈。實全身鮮紅血之發源地也。

右房室孔之瓣。分裂為三。曰三尖瓣。左房室孔之瓣。分裂為二。曰二尖瓣。亦曰僧帽瓣。常懸垂室中。及室收縮。則向房室孔緊閉。防血逆流於房也。

脈管之分歧

脉之枝。恰如樹。千歧萬別。散布全身。無所不至。但各枝多互相交通。以防血行之異常。發之末端。皆網狀連絡。以供血液之還流。

脉分動脈靜脈者。以發血管距心臟近。其中血液。受心之壓力。而呈搏動。故名動脈。迴血管距心臟遠。其中血

診斷學講義　十七

液。平等條行。不起搏動。故名靜脈。

動脈皆在深部。為筋肉所掩蔽。故其搏動不可觸知。其中惟二三部。露出於皮下。可觸知脈搏而已。

靜脈有淺深二種。深靜脈。多與動脈並行。淺靜脈。則獨行於皮下。如露出於頭頸軀幹。四肢皮膚之紫筋。即淺靜脈也。

統觀以上數條。左曰左心。自肺受血。右曰右心。自身体受血以輸於肺。由肺來者為鮮血。由身體來者為赤血。其由肺以歸宿於心則一也。血既由肺與身体為之運輸。以催進心臟之動作。故察脈者不徒能察心肺之病。即周身之病。亦有時而發見於脈。況我國脈書。大率由無數名醫。經驗而得。在察病特稱重要之位置。彼習漢派醫者。竟以脈書為不足信。夫豈其然。

血自左室出發。入大動脈。經細毛管過靜脈。歸右房。通右靜脈孔。入右室。是謂全身循環。再自右室出發入肺動脉，经肺毛细管過肺静脉。回歸左房。通房室瓣孔，入左室。是為肺循環。每一循環，約需時二十三秒。大約脈二十七至，則血循環一周。

心動則脈動。其動數每隨年齡男女呼吸飲食、筋肉運動，精神感動，外温升降而有異。但壯年静息時，平均一分鐘約七十二搏。

因形氣以定診

按西說脈數，常隨身體之動静而變化，不但身體運動則脈數加多，即身體變位置，脈數亦變化。如平卧時脈數減於端坐時與起立時。脈數增加，是重病後及恢復期尤甚。有僅使患者起坐，於驟然轉仰，即脈數甚加多者。故計算以仰卧為最宜。是說也，亦足資以參考。不思病人起立，脈數當然甚異，以形氣和也。若久病氣血已虛，一動作則氣浮，而迎脈之跳動轉急。西人論脈，恆以發徐為斷，而所以然之理，未甚分曉，以此見其診法之疏。

按西說又云，身長增則脈數隨而減，故矮人之脈數比偉人多。是說也。據之實驗。間或有之。因其心力跳動之遠近有不同設也。不思肥盛人氣血多滯。矮小者氣血多熱。故脈之遲速有增減之分。究之僅根據遲速以言脈與我國診法之以神不以迹者。大相懸絕。我國亦有依形氣以定診之說。以肥盛之人。氣居於表。六脈常苓浮洪。瘦小之人。氣斂在中。六脈常帶沈數。二者雖殊。而勞力之人。則脈恒大而洪數。勞心之人。則脈恒小而和緩。於當有劃為天性為之人。五至方藩平脈。性緩之人。四至便濟意論。北方之人。每見實強。南方之人。恆多軟翁。步脈之脈多閩渦。老年二脈多弦動遠衍之脈必痿。又鬱之脈心空實次虎婦之脈多濇弱要見之脈常也。至後心。務氣相得者佳。餘他不調者究。其可不察哉吠乎。

憑胃氣以定診

西人察脈。但據心力之跳動以為憑。以動脈只關心也。我國論脈。則令以胃氣為本。溯脈之原也。夫脈出於心。

我國並非不知。而何必以胃氣為本。良以脉者血脈之
飲食入胃。散精於肝。輸精於肺。以化血而入心。則胃氣
為生血之原。亦即為察脉之原。故脉貴於和緩。以和緩
乃胃氣。六部中無一刻可離者。緩而和勻。不疾不徐。不
大不小。不浮不沉。意思欣欣。悠悠揚揚。難以名狀者。此
胃氣脈也。脈貴有神。貴此胃氣耳。故緩非病脈。必緩中
有兼見之脈。方可謂病。如緩而大。緩而細者是。餘可類
推。

就脈形以定診

我國脉書。以八脈為大綱。浮沉遲數。滑濇大小是也。而
西人亦有八脉。曰數遲。指脈流蕩疾。去來極慢而言。曰
疾徐。指往來流利。往來艱澀而言。曰大小指洪細而言。
曰硬軟。指實弱而言。與我國言脈形。無何等之差別。但
主病則有不同。茲覶列如左。

數脈遲脈　西醫云健康之體。其脉搏一分時七十二
至。若多至八九十至。即數脈。少至五六十至即遲脈。以
與我國言一息六至一息三至大概相類。其謂遲數。関

於心臟運動機。運動機奮興。則心動数增進而起數脈運動機衰弱。則心動減少而現遲脈。此與我國言数為熱。遲為寒亦相等。

数脈之原因

一、熱病者。體溫上昇而脈数加多一致並行。據黎氏說。大人體溫昇一度。脈搏增八至。因鼓舞神經中樞。（即交感神經）與心壁筋質俱受熱血之刺激而奮興。故心動加速。大概一分時百至示中熱。百二十至示高熱。故醫者檢脈之數可卜熱度高低。間有達百二十至以上者。常為不良之徵。但小兒熱病時。脈數增至百五十至以上。尚不見小兒之危殆。因其生理之脈。原比大人為多也。熱病時加以催進脈数之諸因「如肢體運動精神激動心臟病變篤則脈益數遂與熱度失平衡。如腸窒扶斯併發肺炎時脈極數是。熱病時加以減退脈數之諸因則脈似近於遲。如熱病併發腦膜炎時。則脈不數是窒扶斯之脈數。其溫度稍少。溫度昇至三十九度以上。脈數亦過百至。內外握紅熱。則脈數比溫度加多。每達百二十至。至百五十至。恆起心臟衰弱之虞。視此則知熱病心動之加速。除熱血刺激外。細菌毒素之作用亦其有力。

二、貧血者。心臟病者。重病之恢復期者。殆因心臟或延髓之奮興異常。故微受諸因（如消化飲食動作身體觸動精神等）即心動增數而起數脈。

三、神經質者。神經衰弱者。其身體稍運動。精神稍感觸則心動增速。殆因心經之奮興性亢進。

四、心臟病之末期。如心筋炎、心筋衰弱、心瓣膜病之代償機障礙等及熱病之虛脫時。因心臟麻痹。或全身動脈弛緩。而血壓下降。則腦動脈血壓亦下降。於是迷走神經中樞之刺激衰。而鼓舞神經之腦端極奮興。遂增心動而起數脈。

五、胃腸病及腹膜炎。因刺激反射。使心動加速。一分時

徐新棠騰篆　卅

夏邦國醫專門學校

脈數至一百二十至乃至一百四十至。小而且軟。瓆按西醫言脈。機根據心臟跳動以為標準。其言數脈由於熱血之刺激而奮興。與我國脈書之以數為熱者。大旨亦同。其言貧血一受誘因。即心動增速而起數脈。此則血虛氣盛之故。血不足配氣。故動作則氣升而脈急。精经性之心筋易於奮興者。亦我國還勞陽升之症。西醫知其然。而不知其所以然也。推心臟未期及熱病虛脫時。往往脈數增加。此乃由心臟失其調節。我國舊說謂之邪盛正虛。西說則純實質體驗而來。亦足為參考之資料。然以為浮詐脈之玄機則未也。茲再將我國之言數脈者列後。數脈五至六至。凡急疾緊促之屬。皆其類也。為寒熱。為虛勞。為外邪。為癰瘍。滑數洪數者多熱。澀數細數者多為寒。暴數者多外邪。久數必虛損。數脈有陰有陽。今後世相傳。皆以數為熱脈。及詳攷內经。則但曰諸急者多寒。緩者多熱。滑者陽氣盛。微有熱。曰麤大者陰不足陽有餘。為熱中也。曰緩而滑者曰熱中。舍此之外。並無以数言熱者。而遲冷数熱之說。乃出自難經。云数則為熱，遲則為寒。舉世皆宗是說。不知数熱之說。大有謬誤。試觀内熱伏火等症，脈反不数。而惟洪滑有力。如经文所言者。是数脈之辨，大約有八。此義失真。相傳遺害，弗勝紀矣。茲列要如左，諸所未盡，可以類推。

一、外邪有数脈。凡寒邪外感，脈必暴見緊数。然初感便数者原未傳経，熱自何来。所以只宜溫散。即或傳経日久，但其数而滑實，方可言熱。若数而無力者，到底仍是陰證，只宜溫中。此外感之数，不可盡以為熱也。若概用寒涼，無不殺人。

二、虛損有数脈。凡患陽虛而数者，脈必数而無力，或兼細小，而證見虛寒。此則溫之且不暇，尚堪作熱治乎。又有陰虛之数者，脈必数而從滑，雖有煩熱諸證，亦宜慎用寒涼。若但清火，必至脾泄而敗。且凡患虛損者，脈無不数数脉之病惟損最多愈虛則愈数愈数則愈危豈数皆热病乎若以虛数作热数萬無不敗者矣．

三、瘧疾有数脉凡瘧作之時脉必緊数瘧止之時脉必和緩豈作即有火而止即無火乎且火在人身無則無矣有則無止時也能作能止者惟寒邪之進退耳真火真热則不然也此瘧疾之数故不可盡以為热

四、痢疾有数脉凡痢疾之作率由於寒濕內傷脾腎俱損所以脉数但兼弦濇細弱者總皆虛数非热数也悉宜温補命门百不失一其有形證多火年力強壯者方可以热数論治然必見洪滑实数之脉方是其證

五、癰瘍有数脉凡脉数身無热而反惡寒飲食如常或身有热而得汗不解者即癰疽之候也然瘡瘍之發有陰有陽可攻可補亦不得盡以脉数者為热證

六、痘疹有数脉以邪毒未達也達則不数矣此當以虛实大小分陰陽亦不得以数為热脉

七、癥癖有数脉凡脅腹之下有塊如盤者以積滯不行脉必見数若積久成疳陽明壅滞而致口臭牙疳發热

等證者，宜清胃清火；如無火證而脈見細數者，亦不得認以為熱。

八、胎孕有數脈，以衝任氣阻，所以脈數，本非火也。此當以強弱分寒熱，不可因其脈數而執以黃芩為聖藥也。按以上數脈諸症，凡邪盛者多數脈，虛盛者尤多數脈，則其是熱非熱，從可知矣。猶按雖經逢寒數熱之說，言常法也。景岳言內熱伏火，閉塞太甚，脈反不數，言變法也。楊栗山寒溫條辨闡發頗詳，確有是症。張壽頤補出熱閉致脈形窒滯，意義較足。但駁數而無力為陰症之非，并舉陸九芝說，以正景岳之誤，於理又圓。夫精治醫者，必脈症互參，方為周至。數而無力，倘有熱癥，究竟及須似熱候可憑。然據西說，神經衰弱者，稍感觸則心動甚速；心臟病之末期，亦起數脈。倘不察，雜斷為溫中之失。至痢疾濕熱凝滯，居大多數。然微汗虛寒痢，有用真武湯、理中湯而奏效如神者，似未可謂其千不得一。僅執苦寒蕩滌一法，以錮蔽。

後人身自也。

遲脈 來遲緩者，即遲脈。皆左忽狀態見之。

一、脂肪心及心筋炎，因心筋破壞，動作減少，或由發生

二、動脈硬變，其脈至數銳減，一分鐘不過三

十五、六至，甚有減至每分鐘八至者。

三、大動脈口狭窄，在本症脈搏數雖減少，大約以六

十至為準。

三、窒息時常見遲脈，是因肺之換氣障碍，血中酸素減

少，炭酸增加，延髓迷走神經受其刺激而然。

四、心機增劇，見諸急性腎炎，尤以猩紅熱性腎炎為

甚。是時左室每致肥大。

五、大出血後，動脈血壓猝然下降，脈數甚減少。

六、下腹臟器疼痛性病，如胃潰瘍、鉛毒疝痛之類，尤

易著明。注

七、肝發黃疸，因胆汁酸入血中，侵害心臟，從其作用

微弱，脈轉緩遲。一分鐘僅四五十至。

八、腸窒扶斯胃腸炎。麻疹実扶的里格魯布性肺炎等。有時現遅脈，是因心筋受傳染病毒之作用，而發炎变性。

九、增加腦壓。腦膜炎、腦腫瘍、腦水腫、腦出血等，因腦內壓增高，刺激該神经之疾患，遂見遅脈。迨壓迫久而迷走神经麻痹，則見数脈。

十、急性傳染病之分利期，如肺炎分利期因傳染病毒侵害心臟，或迷走神经，遂見遅脈。

十一、急性心臟病亦有見遅脈者。

十二、高年者雖心臟無著明疾病，而脈搏有時減少。又當極饑時，食道狭窄，賁門狭窄有減至四十八至以下者。

按此節西醫言遅脈，凡肺病、腎病、黄疸病、胃腸病、腦腫瘍、心臟病，無不發見於遅脈之内，即無非由心筋之被害而來，可見心為一身之主，運血於周身，無處不到，故周身之病狀亦時常發見於脈。洋派醫每譏國醫謂脈只一條血管，何能分寸關尺以察周身之病。何以狀彙凡心肺胃腸肝腎等病，在遲脈中已應有儘有可見彼國論脈，僅說審察形體，而未能於神氣中求之，似精而實粗也。今以我國脈症互參之法，契之較為確切有據。仲景云：脈遲微惡寒，而汗出多者，為表未解，脈遲頭眩腹滿者，不可下。陽明病脈遲有力，汗出不惡寒，身重喘滿，潮熱便鞕，手足濈然汗出者，為外欲解，可攻其裏。又太陽病脈浮，因誤下而變遲，膈內拒按者，為結胸此皆熱邪內結之明驗也。程郊倩云：遲脈亦有邪聚熱、結腸滿胃實，阻住經隧而然者，今驗消癥瘕痃癖、壅遏隧道而見遲脈者，是雜病亦不可概以為寒也。總之察脈僅診法之一，必以病證互參，方可定斷。惟言其常法，則遲脈多屬心臟之氣不充。鄭元峯脈如云：遲脈多屬虛寒，浮遲表寒，沉遲裏寒，遲澁血病，遲滑氣病，有力冷痛，遲兼滑大，風痰頑痹，遲兼細小，真陽虧損，皆主陽虛陰盛之證。此外更有如遲之脈，凡傷寒初解，遺熱未清，經脈未充。胃氣未復。必脈見遲滑。或遲緩。惟當清養滋液以善其後。臨證者不可不知。

一 疾脈徐脈（疾脈即緊脈滑脈往來流利　徐脈即緩脈澀脈往來艱澀）

一分時內脈數無變化。惟覺脈搏感於指極速者。曰疾脈。感於指極徐者。曰徐脈。是關於動脈縮張之速力。蓋心之收縮雖強。而血量不增。於是血液通過動脈極速。而動脈之縮張亦速。遂現疾脈。故檢脈可以知動脈縮張之緩急。

疾脈之起。其病如左。

(一) 大動脈瓣不全闭者。因左室肥大。以強力射出血液於動脈。故動脈之膨脹強且速。既射出之血液。一分直達毛細管。一分以瓣膜不全闭。速逆流於左室。故動脈內血量頓減。而速收縮。遂起疾脈。

(二) 滲出性心囊炎者。因心腔狹窄。血流迅速。故起疾脈。

(三) 熱浴後，稀血病，拔歇度烏氏病，腳氣等因動脈管壁弛緩，亦起疾脈。

徐脈之起。其病如左：

(一)大動脈口狹窄者，因血液入口不易，流通又緩，故動脈之縮張亦緩，遂起徐脈。或曰大動脈口狹窄者，因心冠動脈亦乏血液，故起徐脈。

(二)動脈硬化者，因動脈之彈力減少，抵抗增加，而縮張緩徐，遂起徐脈。

(三)鉛毒疝痛者，因動脈緊張，縮張緩慢，亦起徐脈。

(四)黃疸者，因胆汁酸侵害心臟，使心動遲徐，故起徐脈。

[illegible]樓西醫所謂疾脈者，以搏動較強而言。故云脚氣或熱浴後，亦可見疾脈。以其動脈管強動，而膨腫甚速也。謂之動脈管較動較速則可，謂疾脈即緊脈滑脈即不可。觀李中梓診脈法象云，疾為急疾，數之至極，七至八至。脈流薄疾，其主病又云，疾為陽極，陰氣欲竭，脈號離經。虛魂將絕，漸進漸疾，旦夕殞滅，是病見疾脈，已法在不治。緊脈滑脈，斷不致如此危重，目下醫以緊滑二脈，與疾脈混同立論，且曰疾曰極，惟傷寒熱極，方見此脈。

非他疾所恆有。若癆瘵虛憊亦或見之。總是陰虛下竭。陽光上亢之症。呼吸短氣。至此、已極。夫人之生死由乎氣、而氣之聚散由乎血。凡殘喘之、尚延者。祇憑此一緒之氣未絕耳。一息八至。氣已將脫。病、至此藥石殆將無靈。西醫僅主動脈急於收縮謂之疾脈。且謂血液自肥大之左心室。以強力射出於動脈內。故見此疾脈。此乃僅指大動脈辨之一症而言。與我國之言疾脈者。不同。最宜分別。

西醫可以徐脈謂即緩脈。以徐脈為濇脈是矣。謂徐脈即緩脈則不合。夫緩脈即寬舒和緩之謂。乃無病脈之謂也。古人謂之胃氣。本大易至哉坤元。萬物資生之義。以立說。為診察病症生死。最有價值之名詞。習西醫者。不知此理。妄以徐脈當之。誤矣。若其以徐脈為濇脈。則確定不易。西說云心冠動脈之血液。則見徐脈。此與我國脈書所言濇為血少。大旨相符。且其言動脈徐徐擴張。徐徐收縮。亦即我國言如輕刀刮竹。阻滯不滑之意。在西醫診此脈。以為動脈硬變。老人為然。而我國則以為不論男婦。凡尺中沈濇。必累於嗣。血少精傷之確證也。如懷子而得濇脈。則血不足以養胎。如無孕而得濇脈。將有陰衰髓竭之虞。大抵一切世間之物。濡潤者則必滑。枯槁者則必濇。故謂滑為痰飲。濇主陰衰。理有固然。無可疑者。

大脈小脈（大脈即洪脈，小脈即微脈細脈）

脈管搏動之面積廣者。曰大脈。面積狹窄者曰小脈。其原因有三。

（一）關於心機之強弱。蓋心機強。則射出之血量多而脈搏大。如左心室肥大者。起大脈是。然大動脈口狹窄者。左室雖肥大。不起大脈。因射出之血量少也。

（二）關於脈管之廣大者。起大脈。脈管狹窄小者。起小脈。在健體已甚不同。

（三）關於動脈系內血量之較多寡。蓋血量多。則脈管之擴張大而起大脈。如多血證及大動脈瓣不全閉之點診法入是，血量少，則脈管之擴張小，而脈搏亦小。如心力衰弱、泛貧血劇甚者、僅憑辨以識大動脈口狹窄者。但起小脈是故頗脈可以知血量之多寡。

脈搏甚小者、曰纖狀脈。脈波極細。惟覺動脈壁微震動者。曰微震脈。脈搏極小。不能觸知者、曰不感脈。是皆死徵。惟頻死時心力極衰弱者見之。

擴按大脈似洪不是洪。即小脈亦不專指微細。西說拘於脈管之廣狹大小。非診法之善者也。彼謂脈管之廣狹。及動脈系內血量多則起大脈。貧血甚則起小脈。大似專指血量多寡而言。而攷之素問脈要精微論明云。大為病進。又云、細則氣少。似不能以脈管廣狹四字抹煞一切。我國於大小二脈多兼言氣。病能篇云、肺氣盛則脈大。調経論云、血氣與邪并客於分腠之間、其脈堅大。又云、厥氣上逆、寒氣客胸中、則血凝泣、其脈盛大以濇。経云、脈大者氣血俱多、脈小者氣血皆少。玉機藏論云、脈細皮寒氣少。三部九候論云，形盛脈細，少氣不足以息者危。甲乙病形脈診篇云，形充而脈小以弱者氣衰。靈樞論疾診尺篇云，尺膚寒，其脈小者，濇亦氣泄。脈有乍大乍小者，實動脈管之充與縮而負血乎。須知血管之循動脈，斷由心房之送血行於樹其充其跳動之係聯間人身之真氣為之統。知人之生活，一口氣耳，氣離則死。彼其心房之血，不稍然存在，其而何以氣脫，則脈之跳動亦與之俱停。故細脈之大小，雖有充血負血之分，而實由於氣之奮迅與不奮迅之別。大為病進，邪氣盛也。陽明燥實堅之症，脈多濇大而實，一用下法，脈遂小而緩，是正氣復也。小弱而濇，胃氣不足之微也。小而久按有力，實熱固結，由於正氣不充，不能鼓熱外出也。大法如是。尚有未盡之論，再發中西脈學講義內明。

硬脈軟脈（硬脈即堅實脈，軟脈即濡弱脈）

脈搏非強力不能壓止者，曰硬脈。用微力浮以壓止者，曰軟脈。是因於心力之強弱，而動脈壁之緊張，亦與有力也。蓋心力強，則動脈之血壓高而脈硬。心力弱，則動脈之血壓低而脈軟。故撫脈可以察動脈中血壓之高低。

硬脈之起。其病如左。

(一)左心室肥大者。因心力強盛，射出血量又加多。故現硬脈。

(二)大動脈瓣不全閉者。因左心室肥大。血量又加多。致動脈內血壓亢進。故起硬脈。

(三)大動脈口狹窄者。動脈系內血量雖減。然因左心室肥大，以強力壓血液入動脈。故脈搏小而硬。

(四)急性腎炎及腎臟萎縮兼心臟肥大者。一因動脈緊張。二因動脈內血壓亢進。三因血管內膜炎發症，致脈搏硬固。恰如針條，曰針條脈。故熟練之醫，一觸橈骨動脈。即知本病之存在。

(五)動脈硬化者。因脈管硬固。縮張緩徐。故脈搏硬而徐。

(六)脇毒症痛者。因動脈甚緊張。血壓大亢進。故起硬脈。

(七)腦出血腦膜炎之初期。因血管運動神經受刺戟。血壓亢進。亦起硬脈。

軟。脈之起。其病如左。

(一)僧帽瓣口狹窄者。因動脈系內血量減少。故起軟脈。

(二)身神過勞、心動過劇、心筋羅病者。因心臟衰弱。脈搏小而數。

(三)大出血、劇貧血者。因全身血量減少。亦起軟脈。

據素問云、脈實血實。此即西醫硬脈中、言心力強盛。射出血量加多之說也。脈虛遲平脈論云、諸虛亡血。此即西醫貧血失血、亦起與虛之說也。據西說、大動脈口狹窄。因左心室肥大。以強力壓血液入動脈。故其脈搏小而硬。素問平人氣象論、亦曰脈小實而堅者。病在內。以心合脈、其榮血六字訓之。可知素問與強力壓血諸說。理義本自可通。但我國言脈。重神機而不重形質。與西洋脈學。多有不同之点。今即以硬脈、軟脈分別言之。

一、硬脈即堅实之脈。據洋派醫謂強力逼血入於血管，然，据素問平人氣象論云，壯而脫血脈実難治。玉機真臟論亦云，脫血而脈実難治。謂其正氣已衰，無和緩氣之絶脈也。然果心能以強力逼血入於脈管，何致難治，況真臟論且有脈実以堅，則病根深固而益甚乎。察脈之主於和緩，職此之由。

二、傷寒陽明篇，脈実者宜下之。又勞復篇傷寒差後，脈沉実者以下解之。是脈実又指実熱而言。一用下法，而脈平熱退，自不得以強力迫血之脈，混同立論。

三、実脈主邪氣盛滿堅動有餘，見此脈者，必有大邪大大熱，大積大聚。故診宗三昧云，実為中外壅滿之象。經所謂邪氣盛則実也。郭元峰脈如云，実主火熱有餘之症。或發狂譫語，或陽毒便結，或咽腫舌強，或脾熱中滿，或腹痛下利，宜先下之。癰疽脈実，尤宜急下。以邪氣在裏故也。此外又有如実之脈，久病得此，孤陽外脫，脈必見弦数滑実。故書云，久病脈実者凶。

四、傷寒平脈法云：諸耎亡血，言柔軟即血管空虛之候。與西說可以互證。

(五)軟即濡也。診家樞要云：濡为血氣俱不足，為少血，為無血，為疲損，為自汗，為下冷，為痺。李頻湖云：軟主血虛。又主傷濕。濕淫此脈者，每多胃陽不振，故石頑診宗三昧云：濡為胃氣不充之象，故內傷虛勞，泄瀉，少食，自汗，喘之。精傷痿弱之人，其脈大率軟而乏力。

統閱以上診法，是洋派醫以遲數疾徐大小硬軟為大綱，而按之我國則浮沈遲數滑濇大小為大綱，究竟疾徐與遲數，無大分別。依我國脈法，則浮沈二脈，尤佔重要之部份。清錢斗保云：凡脈因部位而得名者，皆繞於浮沈，以診法原須有浮中沈三按也。西醫以脈波計測脈，偏脈伏骨底，豈測量所能明了。即浮微而似蛛絲，指下尚覺難明，豈脈波計之曲线所能分曉。故知診法中西醫有不同，而亦均有實驗，均有異同得失之處，互相攻詰，甚無謂也。時賢周澂之於脈義殊有体會，茲摘錄之，以見我國脈法之精。

周澂之脈義。靈樞邪氣臟腑病形篇。以緩急大小滑濇為提綱。而以微甚緯之。実洞千古診脈之奥。後世有僅以浮沉遲数分綱者。終嫌漏而不備。余擬合此二者之十字為一。而仍以微甚為緯。則但於十字之中。錯綜離合。而於二十八脈之形状了然矣。然此特詳析其形状猶不足尽脈之玄妙。滑伯仁謂必須識得上下去来至止六字。則脈法之妙蕴也。辨脈之理。先識位数形势四字。則於百脈無所不該。即無二十八脈之名。亦無不可。位者浮沉長短也。数者遲数也。形者虚実弦滑也。势者則上下去来至止也。以此位数形势四者為経。更緯之以微甚兼独四字。則百病之寒熱虚實。今從此八字中分合貫串而無遁形矣。指到脈上。即默識其孰沉孰浮在寸右尺。継調其息。即辨其或遲或速。継察其體。即了然於虚実長短滑濇。審此三者。指下已有定象。乃就此定象再審其或微或甚。為独見一脈兼見何脈。再細玩其上下起伏之盛衰。動止之躁静。去来之形势。而真象無不顯然矣。

失調脈及不整脈

詳分作大作小。及結促代四種。作大作小之脈。神經性病及熱病日久。有礙及心臟者恒見之。西説謂心臟衰弱。故脈息不調是也。此外有一二休息時不能觸知者。謂之結代脈。心臟收縮。刻期間歇者。謂之間歇脈。在我國則謂促為熱。結為積。代為本臟不至。他臟代至。與西説所謂交換脈者。意義略同。

察目

目白睛黄。有貧血濕熱二種。貧血者必淡黄。金黄色者黄疸也。眼胞忽陷。目睛直視。豫後必難治。因目之神機已奪也。開目欲見人。屬陽。閉目不欲見人。屬陰。目睛不明。神水已竭。不能照物者。亦難治也。

凡目睛明能識見者可治。睛昏不識人。或反目上視。或瞪目直視。或目睛正圓。或戴眼反折。或眼胞陷下。睛昏而不識人者。皆不治也。凡目中不了了。睛不和。熱甚於内也。凡目疼痛者。屬陽明熱。目赤者亦熱甚也。目瞑者必將衄血也。白睛黄者將發身黄也。凡病欲愈者。目眥黄也。

凡治病須察兩目。或赤或黄。赤者為陽證。凡目色清白。而無昏冒閃爍之意者。必非火證。不可輕用寒涼。眼眵

診斷學講義　四十

多結者。必因有火。蓋凡有火之候。目必多液。液乾而凝。所以為眵。即如肺熱甚則鼻涕出而多。目為熱迫則多眵。亦其類也。

目者至陰也。五臟之精華所聚。熱則昏暗。水足則明察秋毫。如常而瞭瞭者。邪未傳裏也。若赤若黃。邪已入裏矣。若昏暗不明。乃邪熱居內燒灼。腎水枯涸。故目無精華。不能朗照。一用下法。熱去則目清矣。

看舌看齒大法

古時分望聞問切。無所謂看舌法也。杜清碧分三十六舌。張石頑舌鑑。繪圖至百二十舌。分析愈多。愈難得執簡取繁之法。至葉天士診舌。別有不傳之妙。其論溫邪初起。舌白而燥者。肺陰亡也。舌中心絳乾者。心胃火燔也。舌白如粉者。熱據上焦也。舌黃黑者。熱據中焦也。舌尖紅絳者。心營暗熾也。舌中心焦黑者。腎陰涸。心胃火熾也。舌厚芒刺。斷裂燥裂者。火熾血涸。欲成風痙也。舌乾枯而短者。腎氣燔也。舌生大紅點者。熱極生瘡也。無胎而紅絳者。熱傳血分也。有苔而黃白者。熱滯胃脘也。　又白苔在雜症。是胃中積滯。白苔在溫症。亦屬積滯。兼有熱邪。蓋無熱、一二日間多變黃黑、且舌白而尖漸紅。口漸燥。其為熱、亦何疑。若無苔而舌白兼、淡紅者。方是虛寒。亦非溫症所有。溫症中舌尖紅。多煩燥譫語。宜清心。若舌厚而燥。或黃或灰。或黑。急下存陰。舌苔未厚而乾。大劑救陰。初起、舌白厚。病在氣。宜宣通。病久黃厚。宜宣通血分。病久有苔而燥。瀉積救陰。病久無苔而乾。滋陰養液。有舌白而語譫者。病在肺胃。其舌必乾。有舌紅絳而語

音

譫者。热在心營。舌灰舌黑。無不譫語。其譫語。太陰證。非温症也。舌色紫赤。热傳營分。舌乾枯者。陰液竭也。若唇焦齒煤。胃水已枯。更難得效。陰液難症。舌中心绛乾。須清營热。若舌中心灰色。有津。須引火歸原。若舌黄味苦。味酸。皆脾经有裹。其脾虚者必口苦淡。大抵無苦而淡白者寒。無苦而降紅者口热。淡白而乾者須桂附補命火。則津液蒸热上潮於肺。則津自生。不得以口乾躁而蒸用寒涼。以其與温症之舌乾有别也。

察氣病 氣虚譫說 本俞氏

肺主宗氣。而運行周身。脾胃主中氣。而消化水穀。腎中命門主藏元陽。而統一身之元氣。肺氣虚者。氣喘息促。時時自汗。喉燥陰低。氣少不能言。言而微。終日乃復言。中氣虚者。四末微冷。腹脹時減。復如故。痛而後喜按。按之則痛止。不欲食。食不能化。大便或溏或泻。肢冷微麻。元氣虛者。虛陽上浮則咽痛聲嘶。耳鳴虛聾。兩顴嫩紅。帶白。頭暈心悸。時或語塞澁。時或口角流涎。瞳神時散時縮。時而下眼皮跳。時而眼睛發直。時而言無倫次。時而兩手發戰。時而手足發麻。時而筋惕肉瞤。時而睡臥自覺身重。時而心口一陣發空。氣不接續。此皆病人平素氣虛之證據。若偶感外邪。必先權衡其標本緩急。標急治標。本急治本。選和平切病之品。一使其病勢漸減。一使其正氣漸復。雖無速效。亦無流弊。

氣實證

肺氣實而上逆。則有胸痞頭眩痰多氣壅等症。甚則喘不得卧。張口擡肩。胃氣寔而中滿。則有嘈雜懊憹噯腐吐酸等症。甚則食不能進。嘔吐呃逆。腸氣實而下結。則有腹脹滿繞臍痛。大便燥結膠閉。或挾熱下利。或熱結旁流等痞。甚則喘冒不得臥。潮熱譫語。肝氣實而上衝。則有頭痛目眩，嘔酸吐苦等痞。甚則消渴。氣上衝心。心中痛熱。橫竄則有肢厥筋攣手足厥痺等痞。下下急則有腹痛便泄裏急後重等痞。甚或男子睾丸疝瘕。女子小腹腫痛。陰腫陰痛。帶下崩中。其中必有痰熱濕熱潛滯鬱結伏尤内風等因。治必先其所因。伏其所主。對症發藥。藥宜專積。直去其邪。以安其正。

附短氣與喘氣之別

短氣者，氣短而不能相續之謂。似喘而非喘。蓋有氣上衝而實非上衝也。喘者張口擡肩。搖身擷肚之謂。氣上衝者。裏氣時時上衝也。短氣有虛實之別。心腹脹滿而短氣。邪在裏。謂實也。腹滿滿而短氣。邪在表。
而作虛也。大概短氣為實。金匱要略曰。短
氣不足以息者實也。若夫喘病則實症為
多。內經云，諸病喘滿皆屬於熱。河間亦云，
病寒則氣衰而息微。病熱則氣盛而息粗。
華元化亦謂盛則為喘。以上諸說皆主實
論。其有氣從臍下上奔而作喘者。乃腎虛
不能納氣。大與實症有別。

血虛發
心主血而藏神。虛則心煩不寐。精神衰弱。
甚則五液乾枯。夜熱盜汗。脾統血而運液。
虛則唇口燥裂。津不到咽。甚則血肉乾枯。
肌膚甲錯。肝藏血而主筋。虛則血不養筋。
筋傷肉瞤。甚則一身痙攣。手足痠痲。至於
兩顴嫩紅。唇淡面白。尤其血虛之顯然者
也。治必辨其因虛致病者。養血為先。或佐

他

潤燥清火。或佐熄風潛陽。隨其病勢而調之。因瘀致虛者去病為要。病去則虛者亦生。斷不可驟進蠻補。補住其邪。致邪氣流連而不去。

血實證

實者瘀血蓄血是也。瘀由漸積。蓄由猝成。瘀在腠理則作寒作熱。瘀在肌肉則潮熱盜汗。瘀在經絡則身痛筋攣。瘀在三焦。上焦則胸膈肩膊刺痛。心裹熱。舌紫黯。中焦則脘腹串痛。腰臍間刺痛。癖着下焦。則少腹脹滿刺痛。大便自利而黑如漆色。至若化脹。成瘀成臌。尤瘀之深重者也。惟蓄血由外邪搏擊。如六淫時疫。及犬咬蛇傷等因。皆能驟然蓄聚。內經所謂蓄在上喜忘。蓄在下如狂是也。皆當清瘀為主。輕者通絡。重者破血。寒瘀溫通。熱瘀涼通。瘀化則新血自生。若婦人切須詳察。恐孕在疑似之間。

氣血皆虛證

凡呼吸微。語言懶。動作倦。飲食少。身濈濈。脈枯瘠。頭眩暈。面㿠白。皆真虛纯虛之候。所謂氣血兩虛者是。

氣血皆實證

有因本脈素强者。有因外感邪盛者。本脈素强者。病必少。即有病。必多表裏俱實症。應發表。則發表。應攻裏。則攻裏。若外感邪盛。如皮热肺實。脈盛心實。腹脹脾實。悶瞀肝實。前後不通腎實。內經所謂五實是也。先其所急以瀉之。

氣虛血實證

有上虛而下實者。即血分伏热症。外證雖多。似虛寒。而口微渴。便微結。溺微赤。脈细數。治必先清其血絡。靈其氣機。其甚者。明燥渴飲。五心煩熱。溺小便結。又當救液以瘀陰。有陰實而陽虛者。即陽陷入陰症。蘇重節痛。口苦舌乾。夜熱心煩。便溏溺數。痲雖似濕盛陰勝。熱結为火炎。然濃酒惡寒。慘慘不樂。脈伏且牢。則为取清陽不升。胃氣虛陷之候。

氣實血虛證

有脫血後而大動怒氣者。必先調氣以平肝。繼則養血兼調氣。有陰虛證而誤服提補者。先救藥誤以消降之。繼用甘涼救液以清滋之。尤必明其氣血偏勝。調劑之以歸於平。

觸診

以手觸診者。須用指頭。指尖之爪甲。務剪除淨盡。迨至純熟。然可使觸神非常銳敏。

就中於腹部之觸診。尤為重要。他如心尖搏動。上腹搏動。動脈搏動等。亦當各就某一定之運動纖轉。行觸診以檢查其所在。及廣袤強弱。若欲診察胸壁所傳播之聲音震顫。是否因病的而增強。或因病而減弱。與區別胸膜炎性摩擦音。乾性囉音等異常之摩擦音。果屬若何。均宜以掌心平貼該部。以檢查之。肝脾等臟器因病肥大。當使該病人為適意之體位。張口平靜呼吸。且微引下肢向體。便腹部鬆而不急。然後檢查。倘腫瘍不大。或腹多脂肪。或疼痛劇甚。致不能洞明者。非先用呼羅仿謨。麻醉全身不可。設有避瘍之疑證。更當審視吸息時之形狀。並畏動性。患腹水等。腹部瀦蓄之游離液。宜以一手之掌心。平貼腹部之比側。更用一手於他側行短敲打法。

此側遂發生波動。觸此手之掌心而知之。

打診

不論何種物體。其中莫不含有空氣。量有多外。故試叩擊之。輒發各種特別之音響。即瓶樽之類。充實者。所發之音。與空虛者不同。是也。吾人內部臟器。所含之空氣。亦殊故異。故打診者。實足使吾人得明其狀態也。

一 空氣含量各異之臟器有並列者。可由打診而明定其界域。

一 打診某臟器而發之音。有異常之變化者。遂得確斷其病的狀態。

打診有直接者。有間接者。直接者。經打身體之表面。間接者。打診之際。間之手指。或打診板而打之。

打診最簡單最佳良之法。莫若手指指診。

法以左手指緊貼病人身體之表面。以右手中指之第一關節屈曲為直角形。在左手中指上。精細敲打。則能發生音響。此法須就已之大腿上。頻行練習嫻熟。然後可改用槌子。及打診板。又打診有一定之經界。該經界亦由微叩而確定之。因打診而浮之音響。約如左。

一 物不論為液體與固體。凡不含空氣者。試叩擊之。概發出微之鈍濁音響。

二 凡含有空氣者。試叩擊之。概發巨大之清銳音響。於比兩者之間。空氣層之振動增大。則其音清亮。空氣層之振動減少。則其音溷濁。溷濁者。謂之比較的（有關係者）濁音。其絕無空氣者。則謂之絕对的濁音。清亮與比較的濁音。有像鼓性。有非鼓性。物體因叩擊而振動空氣。其周壁不甚

[illegible]　夏同國為李明政學兄

緊張者。則所發之音。必為鼓性。周壁緊張過甚者。則所發之音。必非鼓性。鼓音又有高低之別。該物體之空隙愈小。則鼓音亦愈高。別有一種響如金屬。多發於內壁滑澤之空洞中。此因高上音之偏勝故也。今試以打診槌柄。叩緊貼胸部之打診板。以所之。即聞得一種之音響。有若鳴鐘。打診健康之人。在上腿頸項脊柱諸部。俱發濁音。在緊接體壁之心臟、肝臟、脾臟、腎臟諸部亦然。在諸臟器與體壁間。存有含空氣性器管之部位。則生比較的濁音。在肺臟上。則現清亮之非鼓性音。在喉頭氣管及胃腸間。則生鼓音。有病的濁音者。乃固形脉。或滿狀體。排斥含有空氣之器管。或僅空氣。遂於該局部發生。病的音者。乃覺性臟器。為空氣所排斥。遂於局部發生。至肺藏內異常清亮之鼓音。因肺臟弛緩。萬生異常之空洞而來。

聽診

人身內部。常發生正規。或病之種種音響。此音響中。如某種一定之雜音。及振水音。雖距離稍遠。已能所之。餘則必耳貼體壁。乃得有所聞。考音響之發生也。有種種之原因。或由於竄入空氣之振動。或由於空氣充塞。空洞中液體之運動。或由於膜及筋層之緊張。或由於粗糙面之互相摩擦。當呼吸之時。所生最重要之音響約如左。

一 肺胞性呼吸音。此在健全呼吸所聽得者。凡存有肺胞呼吸之處。皆有此音。若因病而此音發絕。則可斷其肺胞呼吸之障碍。但肺胞呼吸者。僅吸息時聽之。最為明顯。頗似德語柔韌之音。

二氣管枝呼吸音。時。所生空氣流通之管及氣管燕上。吾因僅存氣管枝呼吸。即吸息時為顯。共銳而吸。為響鳴性。謂之發於空瓶口上所生之依相同之狀況而柔。三聲音之傳播。必臟上。調有呢喘之吾。或強。如氣管枝閉實。疽。其音即弱。肺組纖語及氣管枝聲。皆。此更有所謂羊鳴聲。或之狀縮。不能完金而四囉音一水泡音。

此音類似邀一種管音。尋常多在喉頭。氣病而肺脆呼吸癈絕。能聽之。呼息之時。較一如音。別有一種呼甕性呼吸。似類吸氣音。向金屬性打診音。

言之際。在健康之肺有病則此音遞或弱或肺臟為胸壁所壓稍窒。其音即強。被胸呢喘之音加強故也。稱羊響者。則因肺臟來。

氣管枝中如存有液

體。或氣泡破裂。或粘連之纖細氣管枝壓排並分離。皆發囉音。囉音有少有多。有乾有濕。有乜響性。有無響性。一視液體之種類（粘稠、粘液性、稀流性）與發音部之性質（大氣管枝、小氣管枝、空洞）而異。

五　胸膜炎性摩擦音　由胸膜上之沈積物所生也。若斷若續。其音似革。

六　振盪音　此為有金屬響之搖水音。胸膜腔中液體。與空氣並存。如漿液性氣胸症。試握病人肩胛部而振搖之。即發有音。

因血行而生之音響。有來自心臟與來自血管之別。在健康人之心臟。不論在何孔。均淨聞有二正音。蓋當辨膜辨並際張之際。隨發生兩大動脈音（舒張期）更一僧帽辨音。與一三尖辨音（收縮期）也。僧帽辨音與三尖辨音之發生。係由大動脈傳播

刮有傳而流辨害於之如辨之音上。壁而
者。如播發辨膜之其動何。膜段兩同收來。
有何其為膜口心相作而及節。縮時縮而
若者。音此閉狹臟以喧調前又動各之心
喧有響。音。鎖定雜亿碍。節旁隨脈發際。臟
噪如但在不或音。之。各微之聲音，一管之
者。吹此發全由或重音有動張一正壁筋
何者。雜此發於由言即不作。之僧音。蒙音
霧有音音血經於以全整。同差帽而張。異
何若之之流不狹申然分時異。辨各大有
時。灌性血成壁窄明缺裂亦而音音動力
如注質流異之孔之。如。重隨或一節脈焉
收者。種方常路口此而複其弱三兩異又
縮有匚向之而之辨法若極或夾大肺
期若不最旋仍壓膜雜辨度總辨動動
鋒磨同。易過。遠與。障音膜之各章脈脈

病理

《病理学讲义》引言

《病理学讲义》为私立厦门国医专门学校教材之一，吴瑞甫撰。现存油印本1册，有残缺，不分卷，无目录，封面题“病理”两字，版心题“病理学讲义”，本书以此为底本影印。书前有吴瑞甫撰序言一篇，近代西医认为中医无病理学，但吴瑞甫认为“灵枢素问伤寒金匮何一而非病理，特我国病理发端于气化”又阴阳二气为天地之道，故此讲义以阴阳学说为基础，论述中医病理学的基本原理。本讲义内容编撰较为散乱，前几篇讲“阴阳病理”“君相二火病理”“气血盛衰”“辨认一切阳虚症法”“辨认一切阴虚症法”“外感说”“内伤说”“阴阳缘起”，接着以问答方式详解阳虚、阴虚诸症，强调虽然各种症状有不同的表征，总不出阴阳之范畴，但阳虚、阴虚多有相似之处，临床诊断务必正确区分辨析。所论各症附方剂及用药意解。讲义多篇章系抄录自郑钦安的《医理真传》，如“君相二火病理”篇系抄录《医理真传》卷一“君相二火解”，问答部分亦是抄录《医理真传》卷二部分内容，并略有改动。

吴瑞甫编的

一 病理學
二 陰陽病理
三 君相二火病理
附 參道書
四 離卦解
五 氣血盛衰
六 辨認一切陽虛証法
七 外感証
八 內傷証
九 陰陽條訣
十 陽虛問答

序：

病理學

吳瑞甫轉述

近世習洋派醫者，每謂我國醫無病理學。其實非無病理學也。靈樞、素問、傷寒、金匱，何一而非病理。特我國病理發端於氣化。若西医趨重形質，猶為第二問題。夫天地之氣，一年萬類之以生以育，何一非由天地之氣而來。故中庸曰：天地之道，可一言而盡也。其為物不貳，則其生物不測。可見萬類雖紛，而本天地之道則一。是道也，何道也？即陰陽二氣為之也。易繫辭曰：一陰一陽之謂道。又曰：天地儲精，萬物化生。從知陰陽者，天地之功用，無物不脩，亦無理不包。此医晚出，重形質而畧氣化，於人身所以立命之理，尚未能探源遡出，又安有病理之可言。無怪其於我國醫界所言之陰陽水火，格格而不相入也。茲特敘述如下。

病理學

阴旧病理

陰陽病理

夫人身立命，全賴一團真氣，流行於六步耳。真氣為先天種子。六步為三陽三陰合而觀之即乾坤兩卦也。真炁初生行於太陽經五日而陽炁足又五日為一候真炁行於陽明經又五日而二陽炁足真炁行於少陽經又五日而三陽炁足之合三五得十五日陽炁盈月亦圓滿。月本無光借日之光以為光三陽氣足故月亦圓也此際真炁旺極則生一陰真炁行於太陰經五日而真炁衰一分陰氣便旺一分真炁行於少陰經又五日而真炁衰二分陰炁便旺二分真炁行於厥陰經又五日而真炁衰極陰炁旺極也。三陽十五日三陰十五日合之共三十日為一月。一月為一小周天一歲為一大周天一日為一小候古人積日成月積月成歲乃示易之至理一歲之中上半歲屬三陽下半歲屬三陰一月之內上半月屬三陽下半月屬三陰一日之內上半日屬三陽下半日屬三陰一年之炁機即在一月盡之一月之炁機又可以一日括之。

三五而盈。三五而縮。盛衰循環不已。人之氣機亦然。陰極復生一陽。真亦由盛而衰。由衰而復盛。乃人身三陽三陰之所自祖。須知天地以日月往來為功用。人身即以氣血往來為功用。人之生由於得天地之氣。天道有恒故不行。人心無恒。須傷真氣。故或病或死。惟仲師明得陰陽這点玄機。指出三陽三陰界限。提綱挈領。開創渡世法門。為羣生司命之主。自漢至今。有作者莫之能易。渡邊熙所以言依仲景法。三陰三陽治病。不必從事於殺菌。而病菌自然消滅。此道得也。

君相二火病理

✓君相二火病理：

按君火、凡火也。相火、真火也。凡火即心。真火即腎中之陽。凡火居上。以統乎陽。陽重而陰輕也。故居上為用。真火居下。以統乎陰。陰重而陽輕也。故居下為體。二火雖分。其實一氣。識陰陽之主宰也。如上之君火弱。即不能統上身之關竅。精血則清滯。口涕目淚漏睛鼻齒出血諸症作矣。如下之相火弱。即不能統下身之關竅精血。則遺尿滑精。女子帶下。二便不禁諸症作矣。顧二火不可分。而二火亦不勝合。所以一往一來。化生中氣。遂分二氣而為三氣也。如中宮不得二火之往來薰蒸。即不能腐熟穀水。則完穀不化痰濕痞滿諸症作矣。如上下二火俱不足。則在上者有反下趨之症。如心病移於小腸。肺病移於大腸是也。在下者有反上騰之病。如虛火牙疼、咳、血、喘促、面目浮腫、喉痹之類是也。其中尤有至要者。有陰氣上騰。而真火不與之上騰者。有陰氣上騰而真火即與之上騰者。此處便要留心。若上脫之机關已露。其脉浮空。氣喘促。尚未見面赤身熱汗出者。此陰氣上騰。而真火尚未與之俱騰也。病至此際。真欲脫上。凡見陰氣上騰諸症。不必延至脫時。而始用回陽。務見機於早。即以回陽鎮納諸方投之。萬不致釀成脫症之候矣。亦有陽氣下趨。而君火未與之下趨者。有陽氣下趋。而君火即與之下趋者。此際不可玩忽。若脫下之機關已具。其脈細微欲絕。二便血下如注。或下利清穀。益甚。四肢雖冷尚覺未寒。二便之間。尚能禁者。此陽氣下趋。而君火尚未與之俱趋也。若四肢寒甚。二便利甚不自禁者。此陽氣下趋。而君火亦與之俱趋也。病至此際真欲脫也。凡陽氣下趋諸症。不必定要現以上病情。而始用逆挽。務審機於先。即以逆挽益氣之法救之自可免脫症之禍矣。蓋從下而竭於上者為脫陽。從上而竭於下者為脫陰。陽欲脫者補陰以留之。如獨參湯是也。陰欲脫者補陽以挽之。如回陽飲是也。亦有陽欲脫者。不必養陰。陰盛而陽即藏。陰欲脫者不必補陽。陽旺而陰立消。此皆陰陽之變也。學者務要細心體會。便得一元分合之義矣。

參道書

參同契及各道書有坎離會合之說。為修養家所重在在有關於病理。茲仿其意。錄鄭氏坎卦解及離

卦解

坎為水屬陰。血也。而真陽寓焉。中一爻。即天也。天一生水。在人身為腎。一點真陽含於二陰之中。居於至陰之地。乃人立命之根。真種子也。諸書稱為真陽。真陽二字。各家講解字義不同。一名相火。一名命門炎。一名龍雷火。一名無根火。一名陰火。一名虛火。發而為病。一名元氣不納。一名元陽外越。一名真火沸騰。一名腎氣不納。一名氣不歸元。一名孤陽上浮。一名虛火上沖。種種名目。皆指坎中之一陽也。一陽本先天乾金所化。故有龍之名。一陽落於二陰之中。化而為水。立水之極。水性下流。此後天坎卦定位。不易之理也。須知此際之龍。乃初生之龍。不能飛騰而與雲降雨。惟潛於淵。而以水為家。以水為性。遂安其在下之常。故虛火上冲等症。明係水盛。水盛一分。龍亦盛一分。水高一尺。龍亦高一尺。是龍之因水而游。非龍之不潛而反其常。故經云。陰盛者陽

卦解

離卦解

必衰。即此耳〔可〕悟用藥之必扶陽抑陰也。乃医者一見虛火上冲等症，並不察其所以然之故，概以滋陰降火，自謂得其把握，独不思本原陰盛陽虛，乃不扶其陽而更滋其陰，與雪中加霜何異。每見虛火上冲等症，病人多喜飲熱湯，冷物全不受者，即此更足徵滋陰之謬矣。又有称桂附為引火歸源者，皆未識其指歸，不知桂附乾薑，統是一團熱火，火旺則陰自消，如日烈而片雲無，況桂附二物力能補坎離中之陽，其性剛烈至極，足以消盡僭上之陰氣，陰氣消盡，太空廓廓，自然上下奠安，無偏盛也，豈真引火歸源哉。曆代註家俱未將一陽潛於水中底蘊搜出，以致後學懵然無據，滋陰降火，殺人無算，真千古流弊，医門大憾也。

離卦解

離為火，屬陽氣也，而真陰寄焉。中二爻，即地也。地二生火，在人為心，一點真陰藏於二陽之中，居於正南之位。

有人君之象為十二官之尊萬神之宰人身之主也故曰心藏神坎中真陽肇自乾元一也離中真陰肇自坤元二也一而二二而一彼此互為其根有夫婦之義故子時一陽發動起真水上交於心午時一陰初生降心火下交於腎一升一降往來不窮性命於是乎立。

氣血盛衰五

人身雖云五臟六腑總不外乎氣血兩字學者即將氣血兩字留心討究可無俟他求矣夫氣有餘便是火火旺者陰必虧如仲景人參白虎湯三黃石膏湯是藏火救陰法而芍藥甘草湯黃連阿膠湯是潤燥扶陰法也。猪苓滑石阿膠湯六味地黃湯是利水育陰法也氣不足便是寒寒虛者陽必衰如仲景四逆湯回陽飲是溫經救陽法也理中湯甘草乾薑湯是溫中扶陽法也附子細辛湯真武湯是溫腎助陽法也後賢改用滋陰降火之法是套人參白虎潤燥救諸法而以之治氣有餘之症。法則可從若用之於氣不足之人則失之遠矣。

氣血盛衰
認一切陽虛法

小辨認一切陽虛症法六

凡陽虛之人。陰氣自然必盛。（陰氣二字。指水旺、水即血也、血盛則氣衰。此陽虛之所由來也）外雖現一切火症。（此火名虛火與實火有別、實火本客氣入陽經、抑鬱所致、虛火即陰氣上。僭陰指水氣即水中先天之陽故曰虛火。）水氣以下流為順、上行為逆、實由君火大弱不能鎮納以致上僭而為病）近似實火俱當以此法辨之。萬無一失。陽虛病、其人必面色唇口青白無神目瞑倦臥。聲低息短。少氣懶言。身重畏寒口吐清水。飲食無味。舌青滑或黑潤青白色淡黃潤滑色。滿口津液。不思水飲。即飲亦喜熱湯。二便自利。脈浮空。細微無力。自汗肢冷。爪甲青。腹痛囊縮。種種病形。皆是陽目的真面目。用藥即當扶陽抑陰。（扶陽二字包括上中下、如桂枝參芪扶上之陽。姜蔻西砂。扶中之陽天雄附子硫黃扶下之陽。然亦有近似實火處。又當指陳。陽虛症。有面赤如硃而似實火者。（元陽外越也。定有以上病形可憑）有脉極大勁如石者。（元陽暴脫也。定有以上病形可憑）有身大熱者。此條有三。一者元陽外越。身必不痛不渴。無外可憑。一者產婦血驟。虛陽無所附。一者吐血。傷陰元氣無依。吐則氣機發外。元氣亦因而發外也、有備口齒縫流血者。（陽氣虛不能統血。血盛故外越也、有氣喘促咳嗽痰湧者。（肺為清虛之府。着不得一毫陰氣。今心肺之陽不足。故不能制僭上之陰氣也。陰氣指腎水腎火。此條言內傷）有大小便不利者。（陽不足以化陰也。定有以上病形可憑）

辨認一切陰虛症法二

凡陰虛之人。陽氣自然必盛。（陽氣二字。指火旺、火旺則水虧、此陰虛之所由來也）外雖現一切陰象。近似陽虛症。俱當以此法辨之。萬無一失。陰虛病。其人必面目唇口紅色。精神不倦。張目不眠。聲音響亮。口臭氣粗。身輕

感說

惡熱。便不利。渴冷飲、舌胎乾黄。或黑、黄、全。無津液云
刺渴大已。煩燥讝語。或潮熱。益活乾咳、無痰。飲不任。六
脉長大有力。種種病形。皆是陰虚的真面目。果熱即當
益陰以破陰。益陰二字。包括六陰在內、臟上氣血盛衰
篇論氣有餘便是火一段、存陰救陰化陰育陰諸法俱
脩仔細揣摩便知陰虚之逆也。然忘有逆似陽虚者。應
指數端。陰虚症。有脈伏不見。或細如絲、而若陽虚極着
熱極則脉伏也、定有以上病形可憑、有四肢冷如冰而
若陽絕者、邪熱内伏而陽氣不達於四末也、定有以上
病形可憑、有忽然吐瀉大汗如陽脫者。此熱伏於中、意
出吐瀉也。定有以上病形可憑、有欲言不能。而若氣等
者。熱痰上升蔽壅也。定有以上病形可憑、

外感說 七

夫病有曰外感者。病邪由外而入內也。外者何。風寒暑
濕燥火六淫之氣也。人若調養失宜。陰陽偏乖。六邪即

得而辛之。六氣首重傷寒。因寒居正冬子令。冬至一陽生。一年之氣機。俱從子時始起。故仲景先師首重傷寒。提出六經大綱。病氣挨次傳遞。始太陽而終厥陰。論傷寒。而暑濕燥火風俱括於內。論六日傳經。而一年之節令已寓於中。固已窺透乾坤之秘。並方立法。寶為萬世之師。學者欲入精微。即在傷寒六經提綱病情方法上探求。不必他書上追索。須知傷寒論陽明燥症之外感已寓其方。而濕症之外感。可推其藥。他如言少陽少陰厥陰。而風火之外感。亦莫不具其法也。

內傷說

內傷之論夥矣。諸書統以七情該之。喜盛傷心。怒盛傷肝。恐懼傷腎。憂思傷脾。悲哀傷肺。是就五臟之性情而論也。而窮其要則統以一心。夫心者。神之主也。凡視聽言動。及五勞等情。莫不由心感召。人若心体泰然。喜怒不能役其神。憂思不能奪其柄。心陽不虧。何內傷之有

內傷說
傷緣起

乎凡傷內傷者。皆心氣先奪。神無所主。不能鎮定百官。諸症於是蜂起矣。此等症。往往發熱咳嗽。少氣懶言。身重喜臥。不思飲食。心中若有不勝其愁苦之境者。是皆心君之陽氣弱。陽氣弱一分。陰自盛一分。此一定之至理也。陽氣過衰。即不能制陰。陰氣過盛。(勢必上乘)而陰中一線之元陽。勢必隨陰氣而上行。便有牙疼腮腫耳腫喉痛之症。粗工不識。鮮不以為陰虛火旺也。不知病由君火之弱。不能消盡群陰。陰氣上騰。故牙疼諸症作矣。再觀於地氣上騰而為黑雲。遮蔽日光。雨水便降。即此可悟虛火之症。而知為陽虛陰盛無疑矣。古人有稱痨字從火指。即是內傷之主腦。

陰陽緣起

大易首乾坤。為陰陽所自祖。是陰陽乃天地之功用。而吾人所藉以生生不已者也。一元肇始。人身性命乃立。自所有五臟六腑。九竅百脉。周身軀殼。俱是造化生成然之理。但有形軀体皆是一團死機。全賴一元真氣。運用於中。而死機遂成活体。此即陰陽之妙用也。奈近世医者。稍習西說。厭故喜新。便將此陰陽之大經大法鄙為迂腐。訾議中医。靡所不至。陽湖顧實信西医之尤者。殆其子誤於西医。始轉而信中医。惲鐵樵。初亦崇拜西医。其子六患喉症。死於西医着五。始自講歸中医。最後第六子仍患喉病。乃自治而愈。今遂成名医。徨知陰陽五行。乃至精至微之學。非粗心人所能理会也。夫上下四旁。即三陰三陽六步。其中具五行之氣。即無不寓五行之義。界限劃然。互相為用。一有偏勝。疾病遂生。見證雖有不同。而總不能出陰陽範圍之外。陰盛則陽為衰。陽盛則陰為弱。不易之定理。然陰虛陽虛。俱有相似處。毫釐之差。千里之謬。医理真僞。幾微若心分明。茲特斟酌採用。并詳加厘訂。以示學者。庶臨症確有把握。而不為類似者所惑。

陽虛問答

問曰。頭面畏寒者何故。

答曰。頭為諸陽之首。陽氣獨盛。故能耐寒。今不耐寒。是陽虛也。法宜建中湯加附子。溫補其陽自愈。

建中湯

桂枝九錢。白芍六錢。甘草六錢。炙生薑九錢。大棗十二枚。飴糖五錢。附子三錢。

用藥意解

按桂枝辛溫。能扶心陽。生姜辛散。能散滯機。熟附子。大辛大熱。足壯先天元陽。合甘草大棗之甘。辛甘能化陽也。陽氣化行。壯陰邪即減。氣機自然復盛。仍舊能耐寒之也。但辛熱太過。恐傷陰血。方中芍藥苦平。飴糖味甘。合之若甘。能化陰也。此病重在陽不足一面。故辛熱之品多。而兼化陰。亦是用藥之妙也。此方乃仲景治陽虛之總方也。藥味分兩。當輕當重。當減當加。得其旨者。可即此。

洪香甸卷

頭面畏寒

一方。而治百十餘種陽虛症候。無不立應。問曰。畏寒與惡風有別否。答曰。惡風者。見風始惡。非若畏寒者之不見風。而亦畏寒也。惡風一症。兼發熱頭項強痛自汗者。仲景列於太陽風傷衛症。主桂枝湯。畏寒一症。兼發熱頭項強痛無汗者。仲景列於太陽寒傷營症。主麻黃湯。若久病之人。無身熱頭痛等症。而惡風者。外体虛也。衛外之陽而畏寒者。內氣餒也。不充。能禦寒（內）而惡風者。可與黃芪建中湯。畏寒者。可與附子甘草湯。新病與久病。畏寒惡風。有天淵之別。學者務宜知之。

桂枝湯

桂枝九錢　白芍六錢　甘草六錢　生薑九錢　大棗十二枚

麻黃湯

麻黃六錢　桂枝三錢　杏仁二錢　甘草二錢

黃芪建中湯　全上加黃芪一兩

附子甘草湯　附子一兩　甘草六錢　炙

寒之氣。故畏寒。今得附子。而先天真火復興。得甘草。而後天脾土立旺。何患畏寒之病不去乎。

附伏火説

世多不識伏火之義。即不達古人用藥之妙也。余請為之喻焉。如今之人。將火蝺紅。而不覆之以灰。雖焰不久即滅。覆之以灰。火得伏。即可久存。古人通造化之微。用一藥立一方。皆有深義。若附子甘草二物。附子即火也。甘草即土也。古人云。熱不過附子。甜不過甘草。推其極也。古人以藥性之至極。即以補人身立命之至極。二物相需。並用亦寓回陽之義。亦寓先後並補之義亦寓相生之義。亦寓伏火之義。不可不知

璜按仲師取内經少火生氣之義。而製建中湯。蓋取其小小建立中氣也。舉凡陰陽俱虛腹痛。及表虛身痛者皆可見效。加附子者。以頭乃諸陽之會。真陽不足。故頭面惡寒也。第當名為建中加附子湯。而不宜名為建中

湯。蓋此方已兼煖腎。非徒建立中氣已也。 問曰頭面忽浮腫。色青白。身重欲寐。一閉目覺身飄揚無依者何故。 答曰此少陰之真氣發於上也。原由君火之弱。不能鎮納羣陰。以致陰氣上騰。蔽塞太空。而爲浮腫。所以面現青黑。陰氣太盛。逼出元陽。故閉目覺飄揚無依。此際一點真陽。爲羣陰阻塞。不能歸根。若欲歸根。必須蕩盡羣陰。乾剛復振。況身重欲寐。少陰之真面目盡露。法宜潛陽。方用潛陽丹

潛陽丹

西砂一兩薑汁炒　附子八錢　龜板二錢　甘草五錢

用藥意解

按潛陽丹一方。乃納氣歸腎之法也。夫西砂辛溫。能宣中宮一切陰邪。又能納氣歸腎。附子辛熱。能補坎中真陽。真陽爲君火之種。補真火即是壯君火也。況龜板一物。堅硬得水之精氣而生。有通陰助陽之力。世人以利

水滋陰。目之悖其功也。往以葦論中。有伏火立根之妙
故曰潛陽。
問曰病將瘥一切外邪悉退通身面目浮腫者何故
答曰此中氣不足。元氣散漫也。六病入為外邪擾亂。氣
血大虧。中氣未能驟復。今外邪雖去。而下焦之陰氣乘
中土之虛。而上下四竄。故通身浮腫。雖云君火弱不足
以制陰。此症實由脾土虛不能制水。而水氣泛溢。可名
水腫。一者脾土不弱。不能伏火。不潛藏。真陽之氣外越。
亦周身浮腫。可名氣腫。總而言之。不必定分何者為氣
腫水腫。要知氣行一寸。水即行一寸。氣行周身。水即行
周身。是元氣散漫。而陰水亦散漫也。治病者不必見腫
治腫。明知其土之弱。不能制水。即大補其土以制水。明
知其元陽外越。而土薄不能伏之。即大補其上以伏火。
火得伏而氣潛藏。氣潛藏而水亦歸其宅。何致有浮腫
之病哉。經云火無土不潛藏。真知虛腫之祕訣也。而余

未面浮腫
日來也

更有喻焉，謂蒸籠上氣而以一紙當氣之上，頃刻紙即濕也。以此而推，氣行則水行，氣伏則水伏，可以無疑矣。此症可用理中湯加砂半、茯苓，温補其土，自愈。

理中湯

人參四錢　白朮一兩　乾姜一兩　甘草三錢

西砂四錢　半夏四錢　茯苓三兩

用藥意解

按理中湯一方，温中之劑也。以白朮為君，大補中宫之土。乾姜辛熱，能暖中宫之氣，半茯淡滲，有行痰逐水之能。西砂辛温，有納氣歸腎之妙。但辛燥太過，恐傷脾中之血，復得人參微寒足以養液，剛柔交濟，陰陽庶幾不偏。然甘草與辛藥同用，便可化周身之陽氣，陽氣化行，而陰邪即滅，中州大振，而浮腫立消，自然体健而身安矣。

問曰眼中常見五彩光華氣喘促者何故

答曰此五藏之精氣發於外也。夫目窠乃五藏精華所聚之地。今病人常見五彩光華。則五氣之外越可知。而兼氣喘明係陰邪上干清道。元陽將欲從目而脫。誠危候也。法宜收納陽光。仍返其宅。方用三才封髓丹

封髓丹

黃柏一兩　砂仁七錢　甘草炙三錢

用藥意解

按封髓丹一方。乃納氣歸腎之法。亦上中下並補之方也。夫黃柏味苦入心。稟天冬寒水之氣而入腎。色黃而入脾。脾也者調和水火之樞也。獨此一味三才之義已具。況西砂辛溫。能納五藏之氣而歸腎。甘草調和上下又能伏火。真火伏藏。則人身之根蒂永固。故曰封髓。其中更有至妙者。黃柏之苦。合甘草之甘。苦甘能化陰。西砂之辛。合甘草之甘。辛甘能化陽。陰陽合化。交會中宮

目見五彩

則水火既濟。而三才之道其在斯矣。此方不可輕視。余嘗親身閱歷。能治一切虛火上冲牙疼咳嗽喘促面腫喉痺耳腫目赤鼻塞遺尿滑精諸症。屢獲奇效。實有出人意外。今人不解者。余仔細揣摩。而始知其治方之意。重在調和水火也。至乎至當。至神至妙。余經試之。願諸公亦試之

問曰兩目急腫。如桃。頭痛如裂。氣喘促。面唇青黑者。何故

答曰此先天真火緣肝木而上。暴發欲從目脫也。夫先天之火原寄於腎。病入陰盛已極。一線之元陽。則隨陰氣而上升。水為木母。母病及子。故緣肝木而上。厥陰脈會頂巔。真氣附脈絡而上行。陽氣暴發。故頭痛如裂。肝開竅於目。故腫如桃。氣喘促者陰邪上干清道。上下有不相接之勢也。面唇青黑。皆係一團陰氣。先陽上脫。已在幾希之間。此際着視為陽症。而以清涼發解投之。旦夕即死也。法宜四逆湯以回陽祛陰可愈。

面目急腫
氣促面紫

四逆湯

附子一枚　乾姜一兩五錢　甘草炙二兩

用藥意解

按四逆湯一方。乃回陽之主方也。世界多畏懼。由其不知仲景立方之意也。夫此方既列於寒入少陰。病見厥面青里。腹痛不利。大汗淋漓。身重畏寒。脈微欲絶。四肢逆冷之候。全是一團陰氣為病。此際若不以四逆回陽。一線之陽光。即有欲絶之勢。仲景於此。專主回陽以袪陰。是的確不易之法。細思此方。既能回陽。則凡世之一切陽虛陰盛為病者。皆可服也。何必定要見以上病形。而始放胆用之。亦免不知幾也。夫知幾者。一見是陽虛症。而即以此方。在分兩輕重上斟酌。預為防之。萬不致釀成純陰無陽之候也。釀成純陰無陽之候。吾恐立方之意固善。而追之不及。反為庸庸者所怪也。怪者何。怪醫生之誤用姜附。而不知用薑附之不早也。仲景雖未一一指陽凡屬陽虛之人亦當以此法設之示為不可所可奇者。姜附草三味。即能起死回生。實有令人難盡信者。余亦始怪之。而終信之。信者何。信仲景之用姜附而有深義也。故古人云。一熱不過附子。可知附子是一團烈火也。凡人一身。全賴一團真火。真火欲絕。故病見純陰。仲景深通造化之微。知附子之力能補先天欲絕之火種。用之以為君。又慮羣陰阻塞不能直入根蒂。故佐以乾姜之辛溫而散。以為前驅。蕩盡陰邪。迎陽歸舍。火種復興。而性命立復。故曰回陽。陽氣既回。若無土覆之。光焰易熄。雖生不永。故繼以甘草之甘。以緩其正氣。緩者即伏之之意也。真火伏藏。命根永固。又得重生也。此方胡可忽視哉。邇來世風日下。醫者不求至理。病家專重人參。醫生入附。一見此等純陰無陽之候。開口以人參回陽。病家卻亦深信。全不思仲景為立法之祖。既能回陽。何為不重用之。既不用之。可知非回陽之品也。

前後腫
身熱顴紅
不渴
舌青白胎
尺大而空

問曰：病人兩耳前後忽腫起，皮色微紅，中含青色，微微疼，身大熱，兩顴鮮紅，口不渴，舌上青白胎，兩尺浮大而空者何故？

答曰：此先天元陽外越，烝幾附少陽而上也。夫兩耳前後俱屬少陽地界。今忽腫微痛，紅色中含青色，兼之兩顴色赤，口渴而唇舌青白。知非少陽之風火明矣。如係少陽之風火，則必口苦咽乾，寒熱往來，紅腫痛甚，唇舌定不青白。今見青白胎，而陽虛陰盛無疑。蓋雖大熱，無頭疼身痛之外感可據。元陽外越之候的矣。況兩尺浮而空，尺為水，水性以下流為順，故脈以沉細而濡為平，今浮大而空，則知陰烝太盛，一線之陽光附陰氣而上騰，有欲竭之勢也。此際當以回陽祛陰，收納真氣為要。若不細心斟究，直以清涼解散投之，旦夕即亡。方宜白通湯主之，或潛陽丹亦可解。見上。

白通湯

附子生一枚　乾姜一兩　葱白四莖

用藥意解

按白通湯一方。乃回陽之方。亦交水火之方也。夫生附子大熱純陽。補先天之火種。佐乾姜以溫中焦之土氣。而調和上下。葱白一物。能引離中之陰。下交於腎。生附子又能啓水中之陽上交於心。陰陽交媾。而水火互根矣。仲景一生學問。就在這陰陽兩字。不可偏盛。偏於陽者則陽旺。非辛熱所宜。偏於陰者則陰旺。非苦寒所可。偏於陰者。外邪一入。即從陰化為病。陰邪盛則滅陽。故用藥宜扶陽。陽化為病。陽邪盛則滅陰。故用藥宜扶陰。此論外感從陰從陽之道也。學者苟能於陰陽上探求至理。便可入仲景之門也。

問曰。病人素緣多病。兩目忽陷下。昏迷不醒。起則欲絕。脈細微而空者何故。

答曰。此五臟之真氣欲絶，不能上充而下陷，欲泛下脱也。夫人身全賴一團真氣，真氣足則能充滿。真氣衰則下陷。此氣機。不能支持也。法宜峻補其陽。方宜四逆湯以回其陽。陽氣復回。而精氣自然上充也。方解見上。

問曰病後忽鼻流清涕不止。噴嚏不休服一切外感解散葯不應而反甚者何故

答曰。此非外感之寒邪。乃先天真陽之氣不足於上。而不能統攝在上之精液故也。此等病近似寒邪傷肺之症。世医不能分辨。故投解散葯不愈而反甚。不知外感之清涕噴嚏。則必現發燒頭疼身痛。畏寒鼻塞之情形。真氣不足之清涕噴嚏。絶無絲毫外感之情狀。況又服解散葯不愈而反甚者。法宜大補先天之陽。足則心肺之陽自足。心肺之陽足。則上焦之津液必不致外越也。人身雖分三焦，其實一氣所統而已。

案多病雙目
昏陷昏迷
回空
串嚏不止服
誤藥不在

方宜大劑四逆湯或封髓丹亦可。方解見上。即薑桂湯亦可。

薑桂湯

生薑一兩五錢　桂枝一兩

用藥意解

按薑桂湯一方。乃扶上陽之方也。夫上焦之陽。原屬心肺所主。今因一元之氣不足於上。而上焦之陰氣即旺。陰氣過盛。陽氣力薄。即不能收束津液。今得生薑之辛溫助肺。肺氣浮助。而肺氣復宣。節令可行。兼有桂枝之辛熱以扶心陽。心者氣之帥也。心陽得補。而肺氣更旺。（肺居心上。如蓋心屬火有火即生炎。炎即氣也。肺如蓋當炎之上。炎冲蓋底。不能上即返於下。故曰肺氣下降即此理也。）肺氣既旺。清滯何由得出。要知訣心陽即是補真火也。本二火一焉。原噎本水寒所作。肺胃腎絡寒通。故於噎不休。方中桂枝。不獨扶心陽又能化水中之寒氣。寒氣一解。而噎亦無由生。此方功用似專在上。其實乃可上亦可下也。

唇紅腫
身熱口渴
午后畏寒
二便清泄
脉無力

問曰。病人兩唇腫厚。色紫紅。身大熱。口渴喜熱飲。午後畏寒。小便清長。大便溏泄。日二三次。脉無力者何故。

答曰此脾胃之陽。竭於上也。夫兩唇屬脾胃。腫而色紫紅近似胃中實火。其實非實火也。實火之形。舌黃而必乾燥。口渴必喜飲冷。小便必短。大便必堅。身一熱必不午後畏寒。此則身雖大熱。却無外感可據。午後畏寒。明明陰盛陽衰。口渴而喜熱飲。中寒之情形悉具。兼之二便自利。又日泄三五次。已知土氣不實。況脉復無力。此際應當唇白之候。今不白而反紫紅腫厚。絕無陽症可憑。非陰盛逼出中宮之陽而何。法宜扶中宮之陽以收納陽氣為主。方宜附子理中湯。

附子理中湯

附子一枚　白朮五錢　乾姜五錢　人參二錢
炙草三錢

用藥意解

按附子理中湯一方。乃先後並補之方也。仲景之意原為中土大寒立法。故以姜术溫燥中宮之陽。又恐溫燥過盛。而以人參之微寒繼之。有剛柔相濟之意。甘草調和上下。最能緩中。本方原無附子。後人增入附子。而曰附子理中。覺偏重下焦。不可以理中名。余謂先後並補夫方因附子之功在先天。理中之功在後天也。此病既是真氣欲竭。在中宮之界。非附子不能挽欲絕之真陽。非姜术不足以培中宮之土氣。用於此病。實亦要切。致古人既分三焦。亦有至理用藥亦不得混淆。上焦法天以心肺立極。中焦法地。以脾胃立極。下焦法水。以肝腎立極。上陽中陽下陽。故曰三陽其實下陽為上中二陽之根。無下陽即是先天所賴。中陽不還。上下即不相交。故曰中也者。天下之大本也。後天既以中土立極。三焦亦各有專司。分之為上中下。合之實為一元也。用藥着須知立極之要。而謂之可也。

問曰滿口齒縫流血不止。上下牙齒腫痛。口流清涎不止。下身畏寒。燒之亦不覺熱者何故

答曰。此腎中之真陽欲絕。不能統腎經之血液也。夫齒乃骨之餘。骨屬腎。腎中合一陽。立陰之經。以統乎腎經之血液。腎陽苟足。齒縫何得流血不止。齒牙腫痛。明係陰氣上攻。況口流涎不止。畏寒燒之亦不覺熱。而真陽之火種。其欲絕也明甚。此症急宜大劑四逆湯以救欲絕之真火方可。若謂陰虛火旺。而以滋陰降火之品投之。是速其危也。四逆湯解見上。

問曰。病人口忽極臭。舌微黃而潤滑。不思水飲。身重欲寐者何故

答曰此先天真火之精氣發泄也。夫臭乃火之氣。極臭乃火之極甚也。火甚宜乎津枯。舌宜乎乾燥而黃。應思水飲。身必不重。人必不欲寐。今則不然。口雖極臭。無胃火可憑。舌雖微黃。津液不竭。無實火可據。不思

齒血腫痛
流清涎
畏寒
臭舌黃滑
不思水身重
欲寐

水飲。身亶欲寐。明係陰盛逼出其火之精氣。有脫之之意也。或又曰。真陽上膈之症頗多。不見口臭。此獨極臭。實有不解。曰。子不覩藥中之硫黃乎。硫黃秉火之精氣所生。氣味極臭。藥品中秉火氣所生者亦多。而何不臭。可知極臭者。火之精氣也。此等症乃絕症也。十有九死。法宜收納真陽藥。能使口臭不作。方有生機。予用潛陽丹治之。

問曰。平人忽喉痛甚。上身大熱。下身冰冷。人事昏沉者何故。

答曰。此陰盛而真氣上脫。已離乎根。危之甚者也。六喉痛一症。其在各經。邪火所作。必不上熱下寒。即來亦不驟。今來則急如奔焉。熱上寒下。明明一線之陽光。為陰氣所逼。已離乎根也。或又曰。既言平人。何得即謂之陽欲脫乎。曰。子不知人身所恃以立命者。其惟此陽氣乎。陽氣無傷。百病自然不作。陽氣若傷。群陰即起。陰氣過

忽痛上身
下身空
沉
喘自汗
煩二便
禁不

盛。即能逼出元陽。元陽上奔。即隨人身之識，隨經絡虛處便發。如經絡之虛通於目者。元氣即發於目。經絡之虛通於耳者。元氣即發於耳。經絡之虛通於巔者。元氣即發於巔。此元氣即發洩之機。學者苟能識得一元吉歸。六合也義。則凡一切陽虛之症。皆在掌握也。蓋雖云平人。其損陽原無人知。時或因房勞過度而損腎陽。或因用心太過。而損心陽。或因飲食失節。而損脾陽。然或有積久而積蓄者。元氣之厚也。有一損而即發者。元氣之薄也。余嘗見有平人。日猶相見。而夜即亡者。毋乃元氣之薄。而元陽之說乎。醫亦尚（經）不知。而況不知醫者乎。此一段已將陽虛合盤托出。學者醫宜留心體之可也。

方宜潛陽丹主之。解見上。

問曰：咳嗽喘促。自汗。心煩不安。大便欲出。小便不禁。畏寒者何故。

答曰：此真陽將脫。陰氣上干清道也。夫咳嗽喘促一症原有外感内傷之別。經云：咳不離肺，肺主呼吸，為聲音之總司，至清至虛之府，原着不得一毫客氣。古人以鐘喻之，外叩一鳴，內叩一鳴。此內外之分所由來也。外感者，由風寒暑濕燥火六氣襲肺，阻肺經外出之氣機，氣機壅塞，呼吸錯亂，而咳嗽作，兼發熱頭疼身痛者居多。宜解散為主。解散之妙，屬定六經，自然中肯。內傷者，因喜怒悲哀七情損傷，真陰所作，亦有發熱者。卻不頭疼身痛，即熱亦時作時止。損傷真陽之咳者，陰氣必盛，陰盛必上干清道。務要審損於何臟何部，即在此處求之。用藥自有把握。若真陰損傷之咳者，陽氣必盛，陽盛亦上干清道，亦看損於何臟何腑，即在所發之處求之。用藥自有定見。要知真陽欲脫之咳嗽，滿腹全是純陰。陰氣上騰，蔽塞太空，濁如地氣之上騰，而為雲為霧，遂使天日無光，陰霾已極。龍乃飛騰。龍者即坎中之一陽也。龍奔於上，而下

胸腹痛
面赤如硃
不渴喜
重壓否
24欲死

部即寒。下部無陽。即不能統納前後二陰。故有一咳而大便欲出。小便不禁者。是皆飛龍不潛致之也。世医每每見咳治咳。其亦聞斯語乎。法宜回陽降逆。溫中降逆。或納氣歸根。方用四逆湯。封髓丹。潛陽丹。解見上。

問曰。胸腹痛甚。面赤如硃。不思茶水。務要重物壓定稍先否。則欲死者。何哉。

答曰。此元氣暴出。而與陰爭也。夫胸腹一症。原有九種。總不出虛實兩字。實症手不可近。虛症喜手揉按。此則欲重物壓定而始安。更甚於喜手揉按。非陽氣之暴出而何。或又曰。重物壓定而稍安。其理何也。曰。子不覩火之上冲乎。冲之勢烈。壓之以石。是阻其上冲之氣機也。氣機得阻。而上冲者不冲。今病人氣機上湧。面色赤如硃。陽與陰有割離之象。故痛甚。重物壓之。亦如石之壓火也。此病非納氣歸根。固陽降逆不可。方用加味附子理中湯。或潛陽丹。解見上。

問曰。病吐清水不止。飲食減。服一切溫中補火藥不效者何故。

答曰。此腎氣不藏。而腎水氾溢也。夫吐清水一症。胃寒者亦多。今服一切溫中補火之品不效。明明非胃寒所作。故知其腎水氾溢也。或又曰。胃寒與腎水氾溢。有分別否。曰。胃寒者。關脈必遲。唇口必淡白。食物必喜辛辣熱物。腎水氾溢者。兩尺必浮滑。唇口必黑紅。不思一切食物。口間覺鹹味者是。胃寒者。可與理中湯。腎水氾溢者。可與滋腎丸。桂苓朮甘湯。

滋腎丸

黃柏炒一兩　知母八錢　安桂三錢

桂苓朮甘湯

桂枝八錢　白朮一兩　茯苓二兩　甘草五錢

用藥意解

按滋腎丸一方。乃補水之方。亦納氣歸腎之方也。夫知

水不止
臟服溫
藥不效

知黃栢二味。氣味苦寒。苦能堅腎。寒能養陰。其至妙者在於安桂一味。桂本辛溫。配黃栢知母二物。合成坎卦。一陽含於二陰之中。取天一生水之義。取陽為陰根之義。水中有陽。而水自歸其宅。故曰滋腎。此病既非胃寒。而由水濫。雖曰土不制水。亦因龍奔於上。而水氣從之。今得安桂。扶心之陽。以通坎中之陽。陽氣潛藏。何致有吐水之患哉。或又曰。水既泛溢。而又以知栢資之。水不愈旺。吐。水不愈不依乎。曰。子不知龍者。水之主也。龍行則雨施。龍藏則雨止。若安桂者。即水中之龍也。知栢者。即水也。水之放縱。原在龍主之。龍既下行。而水又安得不下行乎。此方非獨治此病。凡一切陽不化陰。陰氣發騰之症。無不立應。

按桂苓朮甘湯一方。乃化氣行水之方也。內桂枝辛溫。能化膀胱之氣。茯苓白朮。健脾除濕。化者。從皮膚而運行於外。除者。從內行。以消滅於中。甘草調和。又能制水。

此病既水汎於上。雖腎氣之發騰。亦由太陽之氣化不宣。中土之濕氣亦盛。今培其土。土旺則自能氣化。又從真氣。氣行又分真水。水分而勢殺。復培土。堤制其汎。故列於此症內。但此方不惟治此症。於一切脾虛水腫。共痰飲咳嗽更為要切。

問曰。病後兩乳忽腫如盤。皮色如常。微痛。身重喜臥。不思一切飲食者何故。

答曰。此陰盛而元氣發於肝胃也。凡病後之人。大抵陽氣未足。此必又重傷其陽。陽衰陰盛。一線之陽光。附於肝胃之經絡而發洩。故色如常而微痛。況身重喜臥。乃陽衰陰盛之徵。乳頭屬肝。乳盤屬胃。故決之在肝胃也。若乳頭不腫。病專於胃。乳頭弦腫。病專於肝。是兩經有分屬。而病源終一。知其一元之發洩。治法終不出回陽納氣、封髓、潛陽諸方。苟以為風寒氣滯所作。定有寒熱往來。頭痛身疼。紅腫痛甚。口渴種種病形。方可與行氣活

痛皮而
如腫色
身常喜
五君居

此方非獨治此症也。一切陽不化陰，陰氣蒸騰之症，無
不立應。
茯苓甘草湯一方，乃化氣行水之方也。天生桂枝辛溫，
能化膀胱之氣；茯苓白朮，健脾除濕。化者，從皮膚而達，
行於外；除者，從內行，以消滅於中。甘草補土，又能制水。
此病形水泛於上，腎氣之蒸騰，亦由太陽之氣化不
宣，由土之濕氣亦盛。今培其土，土旺自能制水，又化其
氣，氣行又分其水，水分而勢殺，使為土所制矣。余故列
於此症內。但此方不惟治此症，於一切脾虛水腫異痰
飲咳嗽，更為要訣。
問曰：病後兩足忽腫如盤，皮色如常，飲食、身重喜臥，不
思一切飲食，是何故。
答曰：此陰盛，而元氣發於肝胃也。六腑從之人，六欲陽
氣衰是。必又重傷其陽，陽衰陰盛，一線之陽光附於肝
胃之經絡而發泄，故如常而微病，況身重喜臥，乃陽

病理學講義

廈門國醫專門學校

衰陰盛之徵。乳頭屬肝，乳盤屬胃，故決之在肝胃也。若乳頭不腫，病專於胃；乳頭縮陷，病專於肝。雖兩經有分別，而病源終一。知其一元之叢湊，治法終不出回陽納氣、封髓、潛陽諸方。苟以為風寒氣滯所作，定有寒熱往來，頭痛身疼，紅腫痛甚，口渴譫語諸形。青皮與行氣活血解散諸方治之。此病當與附子理中湯加吳茱萸。方解見上。

問曰：兩脇忽腫起一塊，色赤如硃，隱隱作痛，身重爪甲青黑者，何故？

答曰：此厥陰陰寒太盛，逼出元陽所致也。夫兩脇者，肝之部位也。今腫起一塊如硃，隱隱作痛，近似肝經風火抑鬱所作。其實不然。若果係肝經風火，則必痛甚，身必不重，爪甲必不青黑。今純見厥陰陰寒之象，故知其元陽為陰寒逼出也。粗工不識，一見腫起色赤如硃，鮮不以為風火抑鬱所作，而並不於身重爪甲青黑不痛處

腸鳴腫一
便赤如淋
舌重不
中青紫
肉四肢瘦
腹大如瓮
唇舌青

理會。宜以清涼解散投之。禍不旋踵。法宜回陽祛陰方用四逆湯。重加吳茱萸。解見上。

問曰。病人頭面四肢瘦甚。少腹大如鼓。唇舌青口滑不思食物。氣短者。何故。

答曰。此陽虛為陰所蔽也。夫四肢稟氣於胃。胃陽不足而陰氣蔽之。陽氣不能達於四末。故頭面肌肉瘦甚。陰氣大盛。陽塞於中。而成膜脹。實不啻堅冰之在懷也。中雖有微陽。亦將為堅冰所蔽。安望能消化堅冰哉。喻也陰中法宜峻補其陽。陽旺而脹自消。猶烈日而片雲無存。用四逆湯。或附子理中湯加附米。方解見上。或又曰。腹脹之病亦多。皆陽虛而陰蔽乎。曰。子不知人之所以立命者。在活一口氣乎。氣者陽也。陽行一寸。陰即行一寸。陽停一刻。陰即停一刻。可知陽者陰之主也。陽氣流通。陰氣無滯。自然脹病不作。陽氣不足。稍有阻滯。百病叢生。豈獨脹病為然乎。他如諸書所稱氣脹。血脹。風脹。寒脹。脹濕脹，水脹，皮膚脹，是論其外因也。如脾脹，腎脹，肺脹，肝脹，心脹，是論其內因也。外因者何？或因風寒入裏，阻其氣機；或因暑濕入裏，阻其升降；或因燥熱入裏，阻其往來。延綿日久，精血停滯。感之淺者，流於皮膚；感之深者，流於腹內。若在手足骨節各部，便成瘡瘍疔毒。阻在上焦，胸痺可決；阻在中焦，胸痺可決；阻在中焦，中滿症屬；阻在下焦，腹滿症合。內因者何？或因脾虛日久，而脾氣散漫；或因腎虛日久，而腎氣渙散；或因肝虛日久，而肝氣欲散；或因肺虛日久，而肺氣不斂；或因心虛日久，而心氣發泄。凡此之類，皆能令人作脹。大抵由外而入者，氣機之阻；由內而出者，氣機之散也。阻者宜開鬱氣行血，隨機斡運為要；散者宜收固陽納氣，溫補為先。然脹與腫有別，脹者從氣，按之外實而內空；腫者從血，按之內實而外亦實。治脹者宜養氣，宜補氣，宜收氣，忌破氣，忌耗氣，忌行氣，尤遺兼養血；治腫者宜治血，宜行血，宜破血。忌涼血。忌止血。忌斂血。尤須兼行氣。學者欲明治脹之要。就在這一氣字上。判虛実可也。

問曰。前後二便不利。三五日亦不覺脹腹痛舌青滑。不思飲食者何故。

答曰。此下焦之陽虛。而不能化下焦之陰也。夫一陽居於二陰之中。為陰之主。二便開闔。全賴這點真陽之氣機運轉。方能不失其職。今因真氣太微。而陰寒遂甚。寒甚則凝。二便所以不利也。况舌青腹痛不食。陰寒之實據已俱。法宜溫補下焦之陽。陽氣運行。陰寒之氣即消。而病自愈也。方用四逆湯加安桂。解見上。若熱結二便不利者。其人煩燥異常。定見黃白舌胎。喜飲冷水。口臭氣粗可憑。學者若知此理。用藥自不錯誤也。

問曰。病人每日交午初。即寒戰腹痛欲死。不可明狀。至半夜即愈者何故。

答曰。此陽虛而陰盛。阻其氣機也。夫人身一點元陽。從子時起。漸漸而盛。至午則漸漸而衰。如日之運行不息。

今病人每日交午初。而即寒戰腹痛者。午時一陰初生。正陽氣初衰之候。又陰氣復旺之時。病者之陽不足。復遇陰盛。陰氣盛。而阻其陽氣運行之機。陰陽相攻。而腹痛大作。實陽衰太盛。不能敵其群陰。有以致之也。法宜扶陽抑陰。方用附子理中湯。加砂半。方解見上。

問曰。平人覺未病。惟小便後有精如絲不斷。甚則時滴不止者。何故。

答曰。此先天之陽衰。不能束精竅也。夫精竅與尿竅有別。尿竅易啟。只要心氣下降。即闢而溺出。精竅封鎖嚴密。藏於至陰之地。非陽極不開。今平人小便後。有精不斷者。其人必素稟陽虛。過於房勞。損傷真氣。真氣日衰。封鎖不固。當心火下降。溺竅開。而精竅亦與之俱開也。法宜大補元氣。交濟心腎為至。方用白通湯。解見上。

按內經。有陰寒精自出之說。余借用桂枝甘草龍骨牡蠣湯。加附子甚效。

問曰。病後而腳浮腫。至膝冷如冰者。何故。

答曰。此下焦之元陽未藏。而陰氣未斂也。決人身上中下三部。全是一團真氣布護。今上中俱平。而下部獨病。下部屬腎。腎通於兩脚心。湧泉穴。先天之真陽寄焉。故曰陽者。陰之根也。陽氣充足。則陰氣全消。百病不作。陽氣散漫。則陰邪立起。浮腫如水之症。即生。古人以陽氣喻龍。陰血喻水。水之氾濫。與水之逆壑。其權操之龍也。龍升則水升。龍降則水降。此二氣互根之妙。亦盈虛消長之機則関也。學者苟能識得元陽飛潛之道。何患治腫之無方哉。法宜峻補元陽。交通上下。上下交通。水火互根。而浮腫自退矣。方用白通湯主之。解見上。

問曰。病人腰痛身重。轉側艱難。如有物繫。天陰雨則更甚者何故。

答曰。此腎中之陽不足。而腎中之陰氣盛也。夫腰為腎之腑。先天之元氣寄焉。元氣足。則腎藏溫和。腰痛之疾不作。元陽一虧。腎臟之陰氣則盛。陰主靜。靜則寒濕叢生。元氣微而不運。氣滞不行。故痛作。因房劳过度而損傷元陽者。十居其八。因寒邪入府。阻其流行之機者十有二三。因房勞過度者。病人兩膝必浮空。面色必黑暗枯槁。由感寒而成者。兩尺必浮緊~~[illegible]~~根。兼發熱頭痛身痛者多。凡屬身重轉側艱難。如有物繫。天雨更甚之人。多係腎陽不足所致。寒濕所致亦同。總在脈色上求之。若陰虛所致。必潮熱口乾。脈細微。內覺熱。逢元陽更甚元氣虧者。可與潛陽丹。濕氣滯者。可與腎着湯。由感寒者。可與麻黃附子細辛湯。腎虛者。可與滋腎丸封髓丹。潛陽丹。解見上。

腎着湯

白术二兩 茯苓六錢 乾姜六錢 炙草三錢

麻黃附子細辛湯

麻黃八錢 附子六錢 細辛三錢

用藥意解

按腎着湯一方。乃溫中除濕之方也。此方似非治腰痛之方。其實治寒濕腰痛之妙劑也。夫此等腰痛由於濕成。濕乃脾所主也。因脾濕太甚。流入腰之外府。阻其流行之氣機。故痛作。方中用白朮為君。不但燥脾去濕。又能利腰臍之氣。佐以茯苓之甘淡滲濕。又能化氣行水。導水濕之氣從膀胱而出。更得乾薑之辛溫以暖土氣。土氣暖。而濕立消。復得甘草之甘以緩之。而濕邪自化為烏有矣。方中全非治腰之品。專在濕上打算。腰痛之由濕而成者。故可治也。學者切不可見腰治腰。察病之因。尋病之情。此處領畧方可。

按麻黃附子細辛湯一方。乃交陰陽之方。亦溫經散寒之方也。夫附子辛熱。能助太陽之陽。而內交於少陰。麻黃苦溫。細辛辛溫。能啟少陰之精。而外交於太陽。仲景取微發汗以散邪。實以交陰陽也。陰陽交相。邪自立解。若執發汗以論此方。淺識此方也。又曰溫經散寒。溫太陽之經。散寒者。散太陽之寒。若此病腰痛。乃由寒邪入太陽之外府。阻其少陰出外之氣機。故腰痛作。少陰與太陽為一表一裏。表病及裡。邪留於陰陽交氣之中。故流連不已。今得附子壯太陽之陽。陽旺則寒邪亦消。更得麻细二物。從陰而陽。而寒邪亦與之俱出。陰陽兩相鼓盪。故寒邪解而腰痛亦不作矣。

陰虛問答

問曰。頭胸微發熱。心煩熱。小便短赤咽乾者。何故。

答曰。此心熱移於小腸。小腸熱移於腎也。夫腎上通於腦。腦熱由腎熱也。腎為水臟。統攝前後二陰。前陰即小腸膀胱。後陰即陽明大腸。肺與大腸為表裏。心與小腸為表裏。今因心熱移於小腸。小腸受熱。故便短。小腸血液為熱所灼。勢必乞救於腎水。熱及於腎。腎水為邪火所擾。不能啓真水上騰。故咽乾。真水不能上交於巔。故腦熱。法宜清熱養陰降火為主。方用導赤散。

導赤散方　生地兩　木通五錢　甘草三錢　淡竹葉錢

用藥意解

按導赤散一方。乃養陰清熱降火。平和之方也。夫生地黃甘寒入腎。涼血而清熱。腎熱清而腦熱自解。木通甘淡。能降心火下行。導熱從小便而出。故曰導赤。竹葉甘寒。寒能勝熱。甘草味甘。最能緩正。亦能清熱。此方行氣不傷氣。涼血不傷血。中和之劑。服之無傷功亦最宏。苟能活法圓通。發無不中也。

問曰。兩上眼皮紅腫痛甚。下眼皮如常。漸〻煩渴飲涼者何故。

答曰。此元陰不足於胃之〻絡。胃中之火。遂發於上而津液也。夫上眼皮屬陽明胃。下眼皮屬太陰脾。今病在胃而不在脾。故上腫而下不腫。胃火太盛。漸傷津液。故口渴飲冷。然未見飲冷。陰血尚未太傷。若已至飲冷。陽明之脈症奚見。苟謂風寒之時氣所作。必有風寒之實據可驗。此則無故而發。現於陽明地界。故知其元陰不足。於胃之上絡。胃中之火。得以襲之也。法宜滅火救陰為主。方用人參白虎湯。

人參白虎湯 如無人參即以洋參或沙參代之

人參五錢 石羔八錢 知母六錢 甘草二錢 粳米一撮 古方分兩石膏

用至一斤，知母六兩，人參三兩，甘草二兩，米六合。因陽明胃火燎原。盤踞中宮。周身精血，頃刻有爍盡之勢。非杯水可救。故施猛劑取其速滅也。若此病雖屬胃火。不得照此例以施之。故改用分兩不失經旨可也。

用藥意解

按人參白虎湯一方。乃滅火救陰之神劑也。夫病人所現病形。未見陽明之實據。不得妄施。若已現陽明之實據。即當急投。今病人上眼皮紅腫痛甚。又見口渴飲冷。明明胃火已盛。津液已傷。此際若不急用人參以扶元氣。石羔以清胃熱。知母以滋化源。甘草粳米以培中氣。勢必灼盡津液。為害非輕。此等目疾。不得不用此方。若視此方專為傷寒之陽明症立法。則為固執不通。不知仲景立法。方方皆是活法。凡屬陽明之燥熱為病者。皆可服也。妙處在分兩輕重上活變。今人過畏石羔不用。往往誤事。實由斯道之不明，六經之不講也。

問曰。兩耳前後紅腫痛甚。口苦者何故？

答曰，此元陰不足於少陽之經。少陽經之陽氣旺而為病也。夫兩耳前後俱屬少陽地界。今紅腫痛甚。少陽之火旺可知。如係風寒阻滯所作。必現頭痛身痛。寒熱往來之候。內有抑鬱所作。必有憂思不解之情。審察內外無據。則元陰之不足無疑。元陰之不足。亦有由生。有因脾胃久傷。而生化太微。有因房勞過度。元陽不足。而轉運力微。陰血漸虛。即不能滋榮於木。木燥而木病叢生。此紅腫疼痛。耳聾口苦脇痛。筋攣諸症作矣。薛楊云於兩耳前後。不言脇痛筋攣。舉一偶也。其中更有至要者。人身上下四旁。元陽之氣。即旺於元陰不足之部而成病。然二氣寓於凡精凡氣之中。凡精氣盛。元陰元陽自盛。凡精氣衰。元陰元陽自衰。此二氣盈虛消息機關發病主腦。論二氣。論部位。六經自在其中。驗外感。察內傷。戰伐之機關自定。知得此理。仲景之心法可通。明澈無疵。調和水火之方有據。此病可與小柴胡湯。倍人參黃芩。

小柴胡湯方

人參八錢 柴胡六錢 黃芩七錢 半夏三錢 甘草三錢 大棗四枚 生姜三錢

古方柴胡用至半斤。黃芩三兩。人參三兩。甘草二兩。生姜三兩。半夏半升。大棗十二枚。是因寒傷太陽之氣。不能從胸出入。逆於胸脇之間。留於少陽地界。少陽居半表半裏之間。從表則熱。從裏則寒。少陽主寒熱往來。今為太陽未解之邪。所侵中樞不運。故仲景立小柴胡一法。實以伸少陽之木氣。木氣伸。而太陽未解之邪。亦可由中樞之轉運而外出矣。

用藥意解

按小柴胡湯一方。乃表裡兩解之方。亦轉樞調和之方也。夫此方本為少陽之經氣不舒立法。實為太陽之氣逆胸脇立法。仲景以治太陽。實以之治少陽。治少陽。即以治太陽也。人多不識。予謂凡屬少陽經病。皆可服此方。不必定要傷太陽之氣。逆於胸脇。不能外出者可服。若此病經腫確實已在少陽。無外感。無抑鬱。耗元陰之不足而何。將古方改用分兩。以人參之甘寒為君。扶元陰之不足。柴胡苦平為臣。舒肝木之滯機。佐黄芩之苦。以瀉少陽之裡熱。佐半夏生姜之辛散。以宣其協聚之痰水。炙甘為使。以培中氣。然炙甘之甘。合苦寒之品。可化周身之陰。合辛散之品。可調周身之陽。化陽足以配陰。化陰足以配陽。陰陽合配。邪自無容。故能兩解也。然古方重柴胡。功在轉其樞。此方倍參芩。功在養陰以清其熱。變化在人。方原無定。總在活活潑潑天機。陰陽輕重處通變。不越本經界限可也。

問曰。鼻共紅腫。上牙齦腫痛。大便不利。煩燥譫語。口渴飲冷者何故。

答曰。此元陰不足於胃。胃火旺盛。陰血又反傷也。夫元陰之氣。若無一臟不足。必無紅腫火症之虞。人只知為風邪火邪所作。而不知元陰之早虧於內也。陰虛則火旺。故火症叢生。今病人所現症形。已具陽明之裏症。此刻胃火旺極。陰血衰甚也。須知凡血之肉。寓元陰。凡氣之内竭元陽。病人元陰先不足。而火生。火生太烈。更足以傷其凡血。故曰。壮火食氣。食氣者。食盡元陰之氣也。世醫以桂附為壮火。不知桂附補元陽之衰。陽虛人之要藥。非陽旺陰虛之所宜也。此病法宜瀉火救陰為主。方用大承氣湯主之。

大承氣湯

芒硝六錢　大黃五錢　枳實三錢　厚朴八錢

古方厚朴用至半斤。大黃四兩。枳實五枚。芒硝五合。是因太陽之邪流入燥地。已經化為熱邪。大實。大積。大聚。大便不通。狂叫腹痛。脈沉實。陽明至此。非清涼外散可解。惟有下奪一法。仲景故立此方。以為陽明之將坏亟法。然未至裏實之盛者。亦可改分兩以施之。不失本经裏症宗旨可也。

用藥意解

按大承氣湯一方。乃起死回生之方。亦瀉火救陰之方也。夫病人胃已經實。元陰將亡。已在瞬息之間。苟不急用大黄芒硝苦寒之品。以瀉其元盛之熱。然實厚朴苦寒之味。以破其積滯之形。須刻元陰灼盡。而命即不生。仲景立法。就在這元陰元陽上探盛衰。陽盛極者。陰必亡。存陰不可不急。故藥之分兩不得不重。陰盛極者。陽必亡。回陽不可不急。故四逆湯之分兩。亦不得不重。二方皆有起死回生之功。仲景一生學問。陰陽攸分。即在二方見之也。他如一切方法。皆從六氣變化而出。六經主氣為本。各有提綱界限。六氣為客。各有節令不同。不得混視。至於此病。雖具陽明裏症。尚未大實之甚。而即以此方改分兩治之。不失本經裏治法。分兩雖殊。時勢亦異。學者苟能細心體會。變化自有定準也。

問曰。兩背兩目赤。脹縷縷痛甚。舌腫厚。小便不利者何故。

答曰。此元陰不足。而少陰火沸也。夫大小眼角屬心。其小腸二經之元陰不足。元陽之氣便盛。而為病。即為客邪。不必定要風寒閉塞。而作纔為客氣。如得此理。便得二氣盈虛消息。主客之道。況目窠。乃五臟精華所聚之也。原著不得一毫客氣。著一毫客氣。則目病叢生。客氣二字。外指風寒暑濕燥火。六氣。內指元陰元陽偏盛所現。其風寒暑濕燥火時氣不同。從外感來者。必有發熱頭清涕畏寒等情。從內二氣發生者。必無外形可徵。元陰不足為病者。火必旺。即為實邪。多紅腫痛甚。元陽不足為病者。陰必盛。即為虛邪。多不腫痛。即有腫痛甚者。乃元陽外脫之候。必現陰象以為據。若無陰象可驗者。便是實火。此認症之要也。目科雜玄七十二種。總不出陰陽虛實四字。目科以五臟所屬。名為五輪。風輪主肝。黑珠也。血輪主心。兩眥也。氣輪主肺。白睛也。水輪主腎。瞳子也。肉輪主脾。上下皮也。又分八廓。八廓即乾坎艮震巽離坤兌是也。其要原不在此。學者務要在二氣偏盛上求之。六氣上求之可也。此病所皆若腫。小便不利者。心與小腸皆熱也。法宜養陰清熱為主。方用大劑導赤散。加黃連、洋參主之。附見問曰。咽喉痛。乾咳無痰。五心煩熱。欲飲冷者。何故。

答曰。此元陰不足。而少陰火旺。逼肺也。夫少陰之脈挾咽喉。咽喉之痛。由於火旺。肺之咳。由於火逼。無痰者。火盛而津枯。五心煩熱者。元陰虛。而為邪火灼。欲飲冷者。陽熾陰以救也。法宜清熱潤燥救陰為主。方用黃連阿膠湯主之。

黃連四錢 黃芩三錢 芍藥二錢 阿膠三錢 雞子黃二枚

用藥意解

按黃連阿膠湯一方。乃交陰陽之方。實養清熱之方也。夫此方本為少陰熱化症。而為心煩不得臥者立法。蓋心煩者。坎中之精。不能上交於心。不得臥者。離中之陰。不能下降於腎。方中芩連芍藥之苦。直清其熱。又得雞子黃以補離中之氣。阿膠以補坎中之精。坎離得補。陰陽之氣自調。升降不乖。而水火互為其根矣。今病人所現症形。全係元陰虧損。元陽變為客邪所作。故取苦寒柔潤之品。以滋其枯涸之區。俾火熄而陰可立復。病可立瘀也。古方分兩，立意不同，故所用甚重。今病勢稍異，故改用之。

問曰：產婦二三日，偶有下痢，服行瘀破滯之藥不效。延至月餘，釀成周身腫脹，又服消脹之藥，更加乳腫不食，肛门逼脹，痛欲死者，何故？

答曰：此脹不當釀成血脫之候也。夫產後之人，血暴下注，每多血虛，即有瘀滯腹痛、亂腫、血暈之症，只宜溫中活血行氣之品，不可大施攻血破滯之味。昧者專以破瘀滯為宗，不知氣得溫而瘀滯自行，血得活而瘀滯自散。此病因誤服消導藥、成壞症，猶不思產婦血既大虛，全賴陽扶氣以生之。今不扶其陽，而更耗其陽。陽氣既耗，陰血何由得生？瘀滯何由得行？今成血脫，而元氣無依，周身散漫，故腫脹叢生。此刻只宜收納元陽，猶恐不及，尚服見腫消腫之藥，更加乳腫，肛门逼脹欲死。其下脫之機，已經畢露，急宜溫補其血。血得補，而氣有所依。氣有依，而腫脹自然不作。方用當歸補血湯，加鹿茸、黑姜、麦芽、甘艸、葱酒。8

當歸補血湯方

當歸四錢 黄芪一兩 鹿茸一錢 麦芽一錢 黑姜一錢 炙艸一錢 甜酒一盞

葱頭子四個

用藥意解

按補血湯一方。乃活血行氣之方。實補血之方也。夫當歸味苦入心能補心。心者。生血之源也。黄芪甘温補肺。肺者。正氣之宗也。當歸得黄芪。而血有所附。黄芪得當歸。而氣有所依。即名補血湯亦可。即名補氣湯亦可。古人稱為補血湯者。取陽生陰長之義。子謂氣血精補。故補氣者。當倍當歸。而輕黄芪。從陰以引陽法也。故補血者。當倍黄芪。而輕當歸。從陽以引陰法也。此方倍黄芪。故名補血湯。今產婦病四十餘日。既釀成血症敗脫。而未脫之際。忽滋補血之品。而血虛可復。又滋補氣之物。
而血有統制。血既有統制。而欲下者不下。則肛門逼脹
之症。可除。加鹿茸者。取純陽之質。以助真陽之氣。佐姜。
薑不有溫中之功。又有化陰之意。用蔥頭。以降陽陰而
上行。用甜酒。以鼓坎陽而上行。使麥芽。從中以消散其
壅滯之氣血。不寒不燥。故治此病易易也。況當遞重用。
有活血之能。黃芪重用。有行氣之妙。前賢往往用於血
虛發熱之症頗效。所謂血虛氣虛。皆可不必固執。
問曰。病人口臭舌黃。飲冷。呃逆不休。水瀉不止。步履
如常者何故。
答曰。此元陰不足。而胃火旺甚也。夫口臭有二。有先天
精氣發洩者。口雖極臭。而舌滑潤微黃。人無神而陰象
全現。決不飲冷。胃火旺者。口臭舌必乾黃。口渴飲冷。呃

逆者火之上衝。瀉不止者。火之下降。步履如常者。火之助也。法宜下奪為主。方用大承氣湯主之。解見上。此條上中下三部俱備。學者不必定要全見。而始用此方。活法圓通。人貴於知機耳。

問曰。平人乾咳無痰者。何故。

答曰。此元陰不足。而肺燥也。夫肺為金。生水之源也。元陰不足。而邪火生。火旺尅金。故肺燥。肺氣燥。斯乾咳作矣。法宜苦甘化陰。養血為主。方用甘草乾姜湯。合當歸補血湯。加五味子治之。

甘草乾姜湯

炙草二兩　乾姜炮二錢

用藥意解

按甘草乾姜湯一方。乃辛甘化陽之方。亦苦甘化陰之方也。夫乾姜辛温。辛與甘合。則從陽化。乾姜炮黑。其味即苦。々與甘合則從陰化。仲景以此方治誤吐逆煩燥而厥者。取大甘以化熱。守中而復陽也。又治吐血。治中寒。取辛甘以化陽。々氣也。氣能統血。陽能勝寒。陽能温中也。又用以治拘急治筋攣。治肺痿。治腸燥。取苦甘化陰。々血也。血能勝熱。血能潤燥。血能養筋也。今病人既現乾咳無痰。肺氣之燥明矣。即以化陰之法。合當歸補血湯。加五味子治之。俾燥熱解而肺氣清。肅令行而乾咳自不作矣。

問曰。婦女病怒喜怨笑。言語異常。似顛非顛。似狂非狂者。何故。

答曰。此真水不能上交於心。心熱生而神無主也。夫人一身。全賴水火兩字。水火相依而行。彼此互為其根。尤下降則腎藏温。水上升則心藏涼。此陰陽顛倒之妙也。今病人所現症形。明係真陰不足。不能上交於心。則心熱生。心者神之主也。熱甚則神昏。故喜笑言語異常。而人之發顛也。諸書稱為熱入血室。尚未窺透此理。不知心者生血之源也。血室者。衝脉之所居也。衝為血海。即有熱入。未必即若顛狂也。當以熱甚。神昏為確。法宜養陰清熱。交濟陰陽為主。方用梔豉湯主之。

梔豉湯

梔子 一兩　豆豉 二兩

用藥意解

按梔豉湯一方。乃坎離交濟之方。非涌吐之方也。夫梔子色赤。味苦性寒。能瀉心中邪熱。又能導火熱之氣。下交於腎。而腎藏温。豆形象腎。制造為豉。輕浮能引水液之氣。上交於心。而心藏濟。一升一降。往來不乖。則心腎交而此症可立瘳矣。仲景以此方。治汗吐下後。虛煩不得眠。心中懊憹。者是取其有既濟之功。前賢以此方。列於涌吐條。未免不當。獨不思仲景既列於汗吐下後虛煩之症。猶有復吐之理哉。

問曰。每日早飯後。即咳吐黃痰數口。五心潮热。心煩口渴。大热飲冷。六脉细数者。何故。

答曰。此元陰虛極。火旺而津液欲竭也。夫大热口渴飲冷。心煩咳吐黃痰。症象白虎之形。然六脉细数。细為血虛。數為血热。明明血虛生內热。則又非白虎之的症也。猶於此際。不可猛浪。務要審確。予细推究病情。傷寒陽明症之煩燥。口渴飲冷發熱。是從外感得來。脉必長大。定有頭疼身痛惡寒等情。血虛之。大渴飲冷煩燥發熱。

從內傷得來。或吐血或久咳。或產後血暴虛。或抑鬱損傷心脾。脈必細微。甚則細數。定必頭疼身痛惡寒等情切切不可輕用白虎。誤用白虎為害匪輕。法宜峻補其陰為主。方用獨參湯。或當歸補血湯亦可。解見上。

獨參湯　人參即以洋參代之

洋參兩

用藥意解

按獨心湯一方。乃補陰之第一方也。今人用為補陽但陽。大謬經旨。由其不知水火互極之妙。藥性功用之專。予為活人計。不得不直切言之。夫人身所恃以立命者。惟此水火而已。水火即氣血。即陰陽。然陽之根在乎坎。天一生水。一點元陽。含於二陰之中是也。陰之根在乎離。地二生火。一點元陰。藏於二陽之內是也。水火互為其根。乾坤顛倒。各有妙用。故經云。善補陽者。於陰中求陽。善補陰者。於陽中求陰。今人罕明此理。一見陽虛症。用藥即着重心。而不知着重腎。一見陰虛症。用藥即着重腎。而不知着重心。究其所用藥品。陽虛重在人參。陰虛重在熟地。查熟地甘寒補陰。尚不為錯。而人參甘寒。近來所出。洋參味苦。苦寒之品。皆補陰之品。非補陽之品。故仲景不用。參回陽。而用參於大熱亡陰之症。以存陰。如人參白虎湯。小柴胡湯之類是也。大凡藥品。性具苦寒。酸澀鹹味者。功專在陰。具甘溫辛淡辣味者。功專在陽。今人着重在後天坎離之陰陽。而不知着重。坎離中立極之陰陽。故用藥多錯誤也。仲景一生學問。即在這先天立極之。元陰元陽上。探求盈消長。揭六經之提綱。判陰陽之界限。三陽本乾元一氣所分。三陰本坤元一氣所化。五臟六腑皆是虛位。二氣流行。方是真機。陰陽盈縮。審於何部。何氣所卜。何邪所犯。外感由三陽而入內。六客須知。內傷由三陰而發外。七情貴識。用藥各有實據。如六經主方是也。然補坎陽之藥。以附子為主。補離陰之藥。以人參為先。調和上下。權司中土。用藥又以甘草為歸。此皆立極藥也。奈人不察何。予細維世之用人參以補心。即為補陽也。不知心雖屬陽。外陽而內陰。功用在陰。周身陰血俱從火化得來。故色赤。經云。心生血。又曰。火味苦。以苦補心。即是補離中之陰也。而非補真陽也。千古以來。用參機關。惟仲景一人知之。而士珍本草云。能回元氣於無何有之鄉。推斯意也。以為水火互為其根。經曰。陽欲脫者。補陰以留之。獨參湯是也。陰欲脫者。補陽以挽之。回陽飲是也。至於陰盛逼陽於外者。用參。实以速其陽亡也。陽盛灼陰將盡者。回陽。实以速其陰亡也。凡用參以真回陽。總非至當不易之理。學者宜知。若此症所現。乃陽旺陰虛之甚。正當用參以扶立極之元陰。元陰盛。而周身之陰血自盛。血盛。而虛者不虛。病者不病矣。……

問曰。酒客病身大熱而喘。口渴。飲冷。無頭疼。身痛。畏寒者。何歟。

答曰。此積濕生熱。熱亡甚而傷血也。夫嗜酒之人。易生濕熱症。因酒性剛烈。發散。入腹頃刻。酒氣便竄於周身皮膚。烈性一過。濕氣便留中脘。中土旺者。濕氣易去。中氣弱者。濕氣難消。久久中氣更虛。濕氣因而成痰。濕氣流注四肢。便成痰火手腳。醫生一見痰火手腳。便照痰火治之。鮮有不愈者。以予之治。法宜溫中除濕。辛甘化陽之

喘。若此症由濕聚日久。因而生熱。上氣逼肺。則喘症生。熱傷津液。則口渴作。法宜清熱。燥濕升解為主。方用葛根黃芩黃連湯。

葛根黃芩黃連湯。

葛根兩　黃連五錢　黃芩五錢　甘草五錢

古方葛根至半斤。芩連草各二兩。因太陽桂枝症誤下。邪陷於中土。下利不止。脈促喘汗者。內陷之邪。尚欲從肌膝而外出。不能出。湧於脈道。則脈促。湧於華蓋。則氣喘。仲景故用葛根。以升騰胃氣。鼓邪仍從外出。佐以芩連之苦。苦以堅之。堅毛竅以止汗。堅腸胃以止瀉。又以甘草調中。邪去而正立。復病自不难解矣。今改用分兩。借以治酒客之積濕生熱。大熱而喘者。亦更妙也。

用藥意解

按葛根黄芩黄連湯一方。乃表裏兩解之方。亦宣通经絡。燥濕清热之方也。夫葛根氣味甘辛。稟秋金之氣。乃陽明胃经主藥也。陽明主燥。肌肉屬陽明胃。胃热甚。故肌肉亦热。胃絡上通心肺。热氣上濙於肺。故喘。热傷脾中陰血故渴。今得葛根之升騰。宣通經絡之邪热。已因濕積者。热去而濕亦去矣。况得芩連之苦。苦以清热。苦能燥濕。復得甘草之甘和中以培正氣。內外兩解。濕热自化為烏有矣。此方功用尚多。学者不可執一。

問曰。老人。大便艱澁不出者。何故。

答曰。此血虛甚。而不能分潤溝渠也。夫年老之人。每多氣血兩虛。氣旺則血亦旺。氣衰則血自衰。然年老之人。稟賦原有厚薄。不得概謂氣血兩虛。亦有素稟陽旺者。精神不衰。出言聲厲。飲食不減。此等多因火旺陰虧。亦有稟賦太薄。飲食不健。素多疾病。乃生機不旺。運化太微。陰血漸衰。不能澤潤腸胃枯槁。此真血虛之候。二条乃言老人之稟賦。亦有因外邪入陽經。變為熱邪伏於腸胃而閉結者。亦有陰盛陽微。下焦無陽。不能化陰而閉結者。亦有肺内伏熱而閉結者。總症總宜清耳。若老人大便艱澁。無外症者。即是血枯俱多。法宜苦甘化陰為主。方用當歸補血湯加蜂蜜。或甘草乾薑湯。鮮乳上或麻仁丸

麻仁丸

麻仁二両　芍藥八錢　枳實八錢　大黄太一両

厚朴二个　杏仁一両　白蜜一両

用藥意解

按麻仁丸一方。乃潤燥行澁之方。實苦甘化陰之方也。

夫人身精血。俱從後天脾胃化生。脾與胃為表裏。胃主生化。脾主轉輸。上下分布。脈絡溝渠。咸賴滋焉。今胃為伏熱所擾。生化之機不暢。伏熱日熾。胃土乾燥。漸漸傷及脾陰。脾陰虛甚。津液不行於大腸。腸胃火旺。積糞不行。故生窮約。窮約者。血枯而無潤澤。積糞轉若羊矢也。故仲景立潤腸一法。使溝渠得潤。窮約者自不約也。藥用麻仁杏仁。取多脂之物。以柔潤之。佐大黃芍藥之苦。以下降之。取厚朴枳實之苦泄。以推蕩之。使以白蜜之甘潤。與苦合而化陰。陰得化而陰生。血得潤而枯榮。腸胃水足。流通自如。推蕩並行。其功迅速。此方宜用為丸。緩緩柔潤。以治年老血枯實為至當之法。今改用分兩為湯。取其功之速。亦經權之道也。

問曰。男子陽物挺而不收者何故。

答曰。此元陰將絕。陽孤無匹也。夫陽物之舉。乃陽旺以陽旺。極宜生陰。陰生陽自痿。乃陰陽循環不易之理。今出乎重理之外。挺而不收。明乙有陽。無陰象也。此際。法宜救陰。大補先天元陰為主。方用獨參湯主之。解見上或六味地黃湯亦可。

六味地黃湯

熟地一兩　棗皮一錢　淮藥一錢　茯苓一錢　丹皮一錢

澤瀉一錢

用藥意解

按地黃湯一方。乃利水育陰之方也。夫地黃甘寒。滋腎水之不足。二皮酸寒。斂木火之燄光。山藥茯苓。健脾化氣行水。澤瀉甘寒。補養五臟。又能消濕。此病由水虛而火旺。又加木火助之。故不收。今得地黃補水。又能滋肝

肝主宗筋乃陽明之根也，宗筋得潤而陽物方強作
皮一皺一瀉火光即滅。又淮山苓澤瀉健脾化氣以行
津液，然幾此病易療。古人云，補陽足以配陰，乃為陽藥
不舉柱腳為一切陽虛柱腳，補陰足以配陽，乃為陽挺
不收柱腳為一切陰虛柱腳，此條應專以滋陰為是，不
應利水之似，反傷陰，不知用利藥於地黃之內，正取其
利以行其潤之之方也。學者不可執一，分兩與古方不
同發用也。

問曰：病人每日半夜候兩足大熱，如火至膝，心煩至
午即愈者何故。

答曰：此血虛陽旺也。夫人身以陰陽兩字為主，陽生於
子至巳時，屬三陽用事，正陽長陰消之時。陰虛不能配
陽，陽旺故發熱，至午即愈，乃陰長陽消，陽不勝陰，故熱

退。世人以為午後發熱為陰虛。是未識陰陽消長之道也。予治一易姓婦，每日午初即面赤發熱，口渴喜熱湯。至夜半即愈，諸醫概以補陰不效。予以白通湯一服而愈。此病法宜補陰以配陽為主。方用補血湯或地黃湯。解見上。

問曰，秋月人忽然腹痛水瀉，日數十次，完穀不化。精神不倦者，何故。答曰，此肺中之元陰不足。肺氣燥甚也。夫大便水瀉至完穀不化。誰不以為脾胃之敗也。不知肺氣燥極。亦有此症。肺與大腸為表裏。大腸主傳送。飲食入胃。不待消化。隨燥熱之氣下降。而直趨大腸。故曰瀉數十次。腹痛飲冷不倦。若果脾激完穀不化。精神之倦極可知。決然病久非暴也。至於水瀉一症。有瀉出色黃極者。胃火旺也。瀉出色白者。下元無火也。瀉出色青者。厥陰之寒化也。瀉出色如醬汁者。太陰之濕化也。瀉出如溏鶩者。臟有寒也。亦有瀉出色白如涎者。肺有熱也。有瀉出淡赤色者。陽不統陰也。以上數症。臨症時。再察虛實新久。脉息有神無神。用藥自有據也。此症法宜清燥為主。方用甘桔湯。加二冬、地骨、桑皮、黃芩、杏仁、白蜜治之。

甘桔湯

甘草兩　桔梗一錢　桑皮錢　天冬四錢　黃芩錢　麥冬四錢　杏仁粒

地骨錢

白蜜錢

用藥意解

按甘桔湯一方。乃苦甘化陰之方也。此方仲景用以治少陰之咽痛症。因少陰之火上浮於咽。少陰之絡挾咽故也。得甘桔之。

合化。而少陰得養，故愈。今用以治太陰。取桔梗之苦以開提肺氣，而伏熱亦消。取甘艸之甘。大甘足以化熱。苦與甘合。又能化陰。化陰足以潤肺。又加以二冬。二皮黃芩杏仁白蜜。一派甘寒苦降之品。以助之。而肺燥立止。水瀉自不作矣。

問曰：病人乾咳，周身皮膚癢者，何故？

答曰：此元陰虛不能潤肺，肺燥而不能行津液於皮膚也。夫病人乾咳，乃血虛肺燥之騐。肺主皮毛，肺氣清則節令行而不乖。臟腑咸賴肺氣。燥則節令失，而津液不行。百病叢生。津液不行於內，則肺痿、臟結、腸燥、痿躄、筋攣、骨熱等症即起。津液不行於外，則皮毛肌膚爪甲枯槁燥癢之症立作。此條言血虛肺燥有如是等病，法宜清燥養營為主。方用補血湯合甘艸乾姜湯。加

先天論陰陽盛衰。是知其末。而未知其本
今人專在後天論陰陽生剋。周是而不在
明陰陽。乾坤則稱為先天。六子乃為後天。
下以判陰陽也。先聖恐人不明。故畫卦以
升。降則二氣同降升降循環不已。故即上
氣附。呼吸雖判乎陰陽。其貫升則二氣周
之囊籥也。呼則氣行而血隨。吸。則血行而
上而中而下。一吸即入故曰呼吸者。降陽
而上。一呼即起天氣下降指離中真陰。由
然一物。地氣上騰指坎中一陽由下而中
內圈本坤升所生天色乎總地成乎天混
心主血。即發用之內圈。外圈本乾體所化
也。發用即此◎也。歸主氣。即發用之外圈。
在中發用在上。根即此◎巡培養即此◎
身氣。血運用機闔氣血之根皆在下。培養
五味伯營治之。解見上。業斯道者。須知人

也。苟有知得陰陽升降之道者。庶可與共學適道矣。

問曰。筋縮不伸者何故

答曰。此血虛不能養筋。筋燥故也。夫筋之燥也。有由生。經云水能生木。其實水火之功用在心肺。肺主氣。心主血。肺氣行於五臟。血亦行於五臟。肺氣行於六腑。血亦行於六腑。肺燥極則運用衰。津液不潤於筋。則筋燥作。筋燥甚。故縮而不伸也。法宜清燥養血為主。方用芍藥甘草湯主之。或加二冬白蜜亦可。

芍藥甘草湯方

芍藥二兩　甘草炙二兩

用藥意解

按芍藥甘草湯一方。乃苦甘化陰之方也。夫芍藥苦平。入肝。肝者陰也。甘草味甘入

前里學海彙　四十八　—　廈門國醫專門學校

脾。々者土也。苦與甘合。足以調周身之血。周身之血既調。則周身之筋骨得養。筋得血養而燥氣平。燥氣平則筋舒而自伸矣。然亦不必拘定此方。凡屬苦甘酸甘之品。皆可以化陰。活法圓通之妙。即在此處也。學者須知。

問曰，年老之人多健忘言語重複者何故。

答曰，此元陰虛極。而神無主也。夫心生血。神藏於血之中。神者火也。氣也。即坎中一陽。而寓於血之中。氣與血相依。故別其名曰心藏神。即此可知鬼神之用也。書曰，鬼神者。二氣之良能也。良能二字。即真陰真陽之本性也。神稟陽之靈。天體也。位尊。故曰神。鬼稟陰之靈。地體也。位卑。故曰鬼。人之為善。則性從陽光明氣象。人之為惡。則性從陰。黑暗氣象。人死而為神為鬼。即在半日修持上判也。將死之際。善氣重者。元神從天門而出。定為神道。惡氣重者。元神從地戶而入。定為鬼道。若老人氣血已衰。精神自然不足。不足故神昏也。然又非熱甚神、昏之謂也。法宜養血為主。氣血雙補亦可。方用補血湯。獨參湯。或參棗湯亦可。

補血獨參二湯。解見上。

參棗湯

洋參一兩 棗仁一兩 甘草三錢 豬心一個、

以上三味。為細末。全豬心燉服。或全豬心搗為丸。俱可

用藥意解

按參棗湯一方。乃苦甘化陰。酸甘斂陰之方也。因元陰、虛極。不能養神。亡無所主。故時明時昧。猶若殘燈。將滅。而火光不明。茍

能更添其膏，火光自然復明也。今以洋參之苦甘，棗仁之酸斂，以扶其元陰。元陰斂而真氣即斂，故曰藏神。又得豬心同氣相求，庶發心神明而不昧。復取甘草從中合化，而真血有源，亡不竭之妙也。此方不獨治老年健忘，凡屬思慮損傷陰血者，皆可服也。

問曰：大腸脫出數寸，肛門如火，氣粗而喘，欲飲冷者，何故？

答曰：此元陰不足於肺，肺火旺而大腸之火亦旺也。夫脫肛一症，原有陽虛陰虛之別。陽虛之脫肛者，由元氣衰極，不能約束也。其人必困倦無神，渴必飲熱，陰象全見，法宜溫中。陰虛之脫肛者，由於下焦火旺逼出也。其人精神不衰，渴喜飲冷，熱象全見。然此二症，多起大瀉大痢之後，治者務要認定陰陽虛實。自然獲效。此症即陰虛火旺也。火上逼肺故嘔。火下逼腸故肚出。法宜滋陰瀉火方。用大黃黃連瀉心湯。或當歸黃連黃芩湯亦可解見上。

大黃黃連瀉心湯

大黃一兩　黃連五錢

按用藥意解

大黃黃連瀉心湯一方。為瀉火之方也。仲景以此方治心下痞滿。按之濡者。是因無形之熱邪。伏於心下。而以此方瀉之也。今借以治此症。似亦未切。不知大黃黃連苦寒能瀉三焦邪熱。此病既因熱上攻腸。而陽症生。熱下攻腸而脫肛作。得大黃黃連之苦寒瀉火。火邪一去。上下自安。亦猶要之法也。

問曰。小便便時痛甚。口渴飲冷。其淋症

手。

答曰：此膀胱之元陰不足。為邪火所灼。乃太陽腑症之甚者也。因邪犯太陽。從太陽之標陽而化為熱邪。伏於膀胱。故口渴飲冷。而便痛。法宜化氣行水。方用五苓散主之。其寔近似淋症。淋症亦皆膀胱之症也。前賢有血淋、氣淋、冰淋、石淋、勞淋、五淋之別。總而言之。不出陰陽兩字。有陽衰不能化停滯之精而作者。十有七八。推其源。多起於憂中遺精。忽覺而提其氣以留之。精之已離位者不能復後。發混不暢。當心氣下降而便溺。敗精欲出而不能出。故小便痛甚。此受病之根也。此病法宜大助元陽。鼓之化之。俾氣化行而精氣暢。世人一見便痛為火。不敢輕投桂附。是未識透此中消息也。亦有精停日久。阻滯氣機。鬱而為熱灼盡膀胱陰血。敗精為邪火消熬。散有瘀，互，之名。總緣火由精停趣見。陽盡之人。浮此者多。方宜白通湯三才濟陽諸方。陰盡之人。火旺太甚。宜滋腎丸。六味丸。五苓散之類。鮮見上述附子瀉心湯亦可。

五苓散

白朮一兩　茯苓八錢　豬苓五錢　澤瀉五錢

桂枝六錢

附子瀉心湯

附子一枚　黃芩錢　黃連五錢　大黃一兩

用藥意解

按五苓散一方乃化氣行水之方也。因寒傷太陽之腑。氣化不宣。水道不利而生邪熱。亡傷津液。不能上承。故渴。氣化不行。尿欲出而不即出。故痛，今得二苓朮澤，專行其水以培中。最妙在桂枝一味。化膀胱氣機。氣機化行。自然鬱熱解而溼邪亦解。此方重在化氣。不重在去熱。一面可知氣化行即是去熱也。世多不識。

按附子瀉心湯一方。乃寒熱並用之方也。仲景以此方治心下痞。而復惡寒汗出者。是少陰無形之熱。伏於心下而作痞。復見太陽之寒。又見汗出。有亡陽之慮。故用芩連大黃以瀉少陰無形之伏熱。又用附子以固根蒂。而追元陽。寒熱並用。真立方之妙也。今借以治停精而生熱為淋者。用附子以鼓先天之陽。佐芩連大黃以瀉伏熱。是不固之固。不利之利也。方書多用利水清熱之品。是治熱結一法。而遺化精一法。予意方中再加安桂二三錢。以助附子之力。而又能化氣。氣化熱通。熱解邪出何病淋之患哉。如三才封髓丹加安桂。滋腎丸保安桂。皆可酌用。切勿專以分利為主也。

問曰。五更後夢遺精。或一月三五次。甚則七八次者何故。

答曰。此元陰虧而神不為主也。夫遺精一症。與遺尿有些微之別。尿竅易開。精竅不易。然二竅之開闔。總屬心氣下降。輕重淺深不同耳。然而夢遺之症。諸書所論紛紛。未有定據。以予細揆其理。人身以神為主。神居二氣之中。晝則寄於心。夜則寄於腎。遺精之症。成亥以前者。病在於腎。子時以後者。病在於心。此人神從陰從陽之道也。人身上下開竅。總在一神學統之。神即火也。氣也。坎中之真陽也。真陽配真陰。神始有主。真陰配真陽。神始有根。夢遺之病。務當究在上半夜。或下半夜。以定神之所在。病於上半夜者。主陰盛陽衰。陽虛不能統稱精竅。而又熏邪念之心火動之。故作。法宜扶陽為主。如潛陽丹，白通湯，桂枝龍骨牡蠣湯。之類是也。病在下半夜者。主陽盛陰衰。陰虛不能配陽。陽氣既旺。而又有邪念之心火助之，神昏無主，而不能鎮靜。故作。法宜扶陰以抑陽。如封髓丹倍黃柏。參棗湯加黃連補血湯。將軍蒼。洋參蒼，之類是也。其中覺病之根。由於晝多淫念。或目之所見而心思耳。之所聞而慕切。念頭輾轉不斷。一片淫情。不覺已固結於神之中也。一經熟睡。元神遊於夢幻之鄉。或有見。或有聞。或有交。邪念一動，心火下流。熏以相火助之。直沖精竅。々開而精自泄也。此病而去血虛神無主者。是遺泄在五更後。正陽長陰消之時。故知其血虛也。法宜補陰以配陽，方用參棗湯。解見上。

問曰，平人精神不衰，飲食健旺，當口渴而欲飲茶，小便亦常覺不快，夜匕遺尿者，何故？

答曰，此元陰不足，而下焦有伏熱也。世多以遺尿屬下元無火，其寔不尽然。有真下元無火者，乃陽虛不能統束闔竅。其人必精神因倦，飲食減少。有陽虛之寔據可憑。法宜收納元陽，補火為要。此則精神不衰，飲食如常，定是膀胱所有伏熱。亦有心移熱於小腸，肝移熱於膀而遺者。是熱動於中，閫門不禁也。即在心肝兩臟腑，具上求之便了。若果心移熱而作者，導赤散可用。肝移熱於膀而作者，小柴胡倍黃芩亦可。醫再審其上半夜與下半夜，以探陰陽消長機關，而按法治之，必不失也。此症直決為膀胱伏熱。是因其人精神飲食有餘。溜常飲冷。便常不快。是以知之也。法宜滋腎瀉火爲主。方用六味地黃湯。加知柏。鮮見上。

問曰。兩足冷如冰。不能步履。服桂附除濕病不效。而更甚者何故。

答曰此非陽衰濕侵於下。寔迺虛肺燥不能行津液於至下也。夫人身上下。金賴二氣布護。真陽不足。亦有冷者。服桂附以助之即愈。脾虛不能轉運水濕而作者。服健脾除濕藥必效。此則不然。知非陽虛濕盛。乃由肺虛肺燥也。肺乃百脈之宗。出治節者也。肺氣行。則津液流通貫注。百脈增榮。肺氣燥則津液不行。百脈失養。今兩足冷如冰。乃水衰火極之象。人身水居其一。火居其二。火甚則津枯而骨髓失養。其寔由肺之燥。而津液不充。津液不充。鄙火立起。